うつ病放浪記

絶望をこえて生きる

工藤美代子
Miyoko Kudo

講談社

うつ病放浪記　絶望をこえて生きる／目次

装幀　間村俊一
協力　情報サイト「うつ病ドリル」http://u-drill.jp
　　　宇津木理恵子
　　　眞弓準
　　　福田玲子

第一章　死に至る病

私の家の秘密

ぼんやりと頭の片隅に潜んでいた記憶がよみがえった。

「ねえねえ、工藤家には自殺した人なんていないよね？」

祖母のヤスに尋ねたのは、私が小学校の五年生くらいのときのことだった。

母方の祖父母は東京の両国で写真館を営んでいた。母はその一人娘で、他に四人の男の兄弟がいた。

幼い頃に母の実家を訪ねると、いかにも下町らしい活気に満ちた空気が漲《みなぎ》っていた。戦後の復興とともに江戸っ子も息を吹き返したようで、誰《だれ》もが早口で喋《しゃべ》り、みんな家の中でも小走りだった。叔父たちは冗談をいい合っては大声で笑う。写真館の前の路地には三味線の音色が流れてきた。

ある日、黒いワンピースを着た母に連れられて両国へ行った。すると祖母が悄然《しょうぜん》とした顔で居間にぽつねんと座っている。

とても仲良くしていた近所の奥さんが前日の朝、「助けて、助けてください」といって写真館に飛び込んできた。まだ十九歳の息子さんが自分の部屋で自殺をしていたのである。

薬学を専攻していたので、きちんと致死量の睡眠薬を服用して亡くなった。前の晩までは普通の様子だったので、まさか自殺するなどとは誰も想像だにしていなかった。

私も死んだお兄さんとは顔見知りだったので子どもごころに不思議だった。若くて健康で優しいお兄さんが、どうして自分で死んじゃったのだろう。

祖母にも母にも、その理由はわからなかった。実の母親でさえ、息子が命を絶った原因は思いあたらないと泣いていたそうだ。

しかし、人間はある日突然、自殺をすることもあるのだと知って、私は初めて大人の世界を垣間見《かいまみ》た気がした。複雑でよくわからない混沌《こんとん》とした世界だ。

だから、祖母に尋ねたのである。まさか工藤家には自殺した人なんていないよねと。

「それがね、いないってわけじゃないんだよ」と、祖母は歯切れの悪い答え方をした。

「おばあちゃんのね、叔父さんが若い頃に自殺をしたんだよ。これは誰にも話したことはないんだけど。そう、おじいちゃんは知ってると思うけど、もう大昔のことだよ。おばあちゃんも子どもだったから、よく憶《おぼ》えてないんだけど、なんかね、もしかして目が見えなくなるかもしれないって医者にいわれて、神経衰弱みたいになって、首を吊《つ》ったか手首を切ったかしたんだよ。とにかく自殺をしたんだよ」

祖母は困ったように下を向いた。余計なことだから、誰にもいうんじゃないよと小声でつけ加えた。

「へえー」といって私は黙り込んだ。

底抜けに明るい工藤の一族にも自殺をした人はいたんだ。それは思いがけない重みを持って私のこころに残った。しかし、祖母のいいつけを守って、それ以後は一度も親戚の前で自殺を話題にはしなかった。

この原稿を書こうと思い立ったとき、当時の祖母の言葉が、はっきりと記憶によみがえった。それまでは完全に忘れ去っていたのだが、自殺という言葉が身近になったときに、急に鮮明に思い出された。

呼吸困難になった日

あれは平成二十三年の十二月十五日だった。東京・白金の北里研究所病院の十階にある総合内科の病室で、私は大声で叫んでいた。

「違います。絶対に違います。だって自殺しようと思ったことなんて一度もありません。家族にも親族にも自殺した人は一人もいません。だから絶対に違います」

この三日前に私は救急車で病院に搬送された。突然、呼吸ができなくなり、めまいがして手足が痺《しび》れて動けなくなった。何かあったらいつでもいらっしゃいといわれていた三鷹のL大学病院の副理事長のM先生に電話をして、症状を話したら、「今日はうちの緊急外来は混んでますから、いらして頂いても二時間くらいお待ち頂きますね。えっ？　入院して検査ですか？　それは医師の判断によりますからお約束できませんねえ」ゆっくりと穏やかにM先生は答える。

ああ、そうだ、たしかこの病院には十一月十日に、やはり緊急外来に駆け込んだのだが、さんざん待たされて、ようやく診察してくれた若い医師からは思いきり迷惑そうな顔をされ、結局原因がわからぬまま帰されたのだった。

それなのに、また助けてもらおうと思うほうが間違いだった。荒い息をぜーぜーさせながら、「わかりました。有難《ありがと》うございました」といって電話を切ろうとしたら、自身も医者で緊急外来の責任者でもあるM副理事長は「たとえ救急車でいらしたとしても、今日はお待ち頂きますよ」と付け加えた。返事もそこそこに私は電話を切った。

そうだ、救急車を呼ぶしかない。しかし間違ってもL大学病院へは行くまい。夫に一一九番に電話をしてもらっている間、私は必死になって考えていた。

どうしよう。どこに行こう。このままだったら死んでしまうかもしれない。

ああ、やっぱり北里研究所病院だ。あそこならきっと入院させてくれる。邪険に患者を追い返したりはしないだろう。でも、断られるかもしれない。そうなったら大作昌義《おおさくまさよし》先生に電話しよう。先生は外科医だけど、きっと患者を見捨てたりはしない。

そうこうしている間に救急車は到着した。かかりつけの病院はありますか？　と聞かれて「北里に連れて行ってください」と途切れ途切れにやっと答えた。

「遠いですね。でも、聞いてみましょう」と救急隊員がすぐに連絡を取ってくれた。

当時、私の家は世田谷区の赤堤にあったので、たしかに港区白金にある北里は遠い。しかし、すぐに、北里は受け入れ可能という返事をくれた。その瞬間だった。涙がとめどなく流れ出した。自分でもなぜ泣いているのかわからない。それなのにどんどん涙が溢《あふ》れ出てくる。

「ああ、助かった。これで死ななくてすむ。きっと死なないですむんだ」

悲しくて泣いているのではなくて嬉しくて泣いているのだと、そのときは思った。でも、今考えると、どちらだったかはわからない。

世田谷区から港区まで救急車でさえも三十分以上もかかったが、午前十一時頃には病院に着いた。呼吸は苦しくて、手や足の痺れは続いていた。

すぐに左足の付け根に大きな注射をされた。動脈から血を採るためだった。猛烈に痛い注射なのだが、苦痛を感じない。これで何かがわかるなら嬉しい。治療をしてもらえるのなら有難い。神様、どうかこの病院が私を入院させてくれますようにと、ただただ祈っていた。それでも帰されるかもしれないという不安があった。

酸素マスクをされて、点滴が始まった。

付き添って来てくれた夫は、忙しく携帯で電話をかけまくっている。この翌日には大事な対談の予定が入っていて、さらに次の週には講演の約束が二本もあった。もうポスターも作られて、入場券も完売していた。

「大丈夫だよ。全部キャンセルしたから」といって、夫が私の手を握ってくれた。それから、夫と担当の先生が私のベッドから少し離れたところで何か話していた。「入院」という言葉を夫が繰り返すのが聞こえてくる。

その間も涙は止まらない。ただ静かに目のふちからこぼれてくる。ここに辿り着くまでの日々を思った。朝までに死ぬかもしれないと怯《おび》えながら布団をかぶって過ごした無数の夜のいかに長かったことか。

体に異常はないけれど

一時間ほど血液検査の結果を待ってから、夫が知らせてくれた。

「しばらく入院して様子をみてくれるって。とにかく栄養バランスがめちゃくちゃになっているらしい」

「そう」と答えると、また涙が大量に出始めた。この一ヵ月は何を食べても気持ち悪くなり、お粥《かゆ》と梅干と白魚しか食べられなかった。それなのに、お昼頃になると無性にチョコレートが食べたくなる。

それは五年前に、まさしくこの北里研究所病院で亡くなった母と、いつも緑茶を飲みながらチョコレートを食べた習慣を繰り返したいからだった。

「ねえ、ママ、お茶が入ったよ。ゴディバのチョコレートもらったから食べようよ」

一人でチョコレートを齧《かじ》り「ママ、これ美味《おい》しいよ。やっぱりゴディバだね」と母に話しかける。他人が見たら不気味な光景だったろう。しかし、私は母と会話がしたかった。

母が亡くなって五年もたつのに、なぜ今頃になって、母がこんなにも恋しいのか、その理由を私はうすうす感づいていた。

「ママ、あたしももうすぐママのところに行くからね。待っててね。ママに会いたいから」

そんな独り言の裏には、近いうちに自分が死ぬだろうという確信めいたものがあった。チョコレートを食べているときだけ、自分は母とつながっている気がした。もう死んだ母との会話だけが生きている証《あかし》だった。

いつの間にか大量のチョコレートを毎日食べていたので、きっと太ったに違いないと思っていたのだが、病室に行って、体重を量ったら三キロも痩《や》せていた。

なぜ、私はあんなに死ぬことばかり考えていたのだろう。それは今までの体調の崩れがさらにひどくなっていたからだった。

心臓の激しい動悸が時間や場所に関係なく起きた。呼吸が苦しくなり、手足が鉛のように重くなった。もちろん、原稿など書けるはずもない。

どこが悪いのか。心臓？　肺？　それとも脳に腫瘍があるのか。いくら検査しても、その原因はわからなかった。

しかし、北里では三日間にわたって、あらためて、身体のすべてを丁寧に検査してくれた。今までの病院だったら、簡単な血液検査、レントゲン、ＣＴスキャンなどをして「問題ないですね」といわれて帰されただろう。

だが、この病院は違った。患者の私が不安を訴える部分はすべて念入りに検査をして、病原を探るためにあらゆる可能性を考えてくれた。

私が北里への入院を希望したのには理由があった。五年前に母がすい臓ガンで亡くなったとき、担当の大作先生が実に見事な対処をしてくださった。患者は、迅速で適確な決断ができる医師に命を預けるべきだと、そのときに痛感した。

それだけではなく、母が亡くなる一年ほど前に私にとっては親友でもあり、家族ともいえる千恵子さんが胃ガンの末期状態となった。私より一歳年上なので、まだ五十六歳だった。胃を全摘した後ずっと築地のがん研究センター中央病院で治療を続けていたのだが、やがてガンは彼女の全身に転移した。

このとき千恵子さんはがん研究センターに入院を拒否されたのである。もうこちらでできることは何もありませんといわれた。

つまりは、自分で死に場所をさがせというのである。そうか、これが「ガン難民」といわれる患者たちが出る理由かと思った。

猛然と腹が立った私は、母の主治医である北里の大作先生に相談した。いや、頼み込んだ。なんとか千恵子さんの最期《さいご》をそちらの病院でみてやって頂けないでしょうかと。

大作先生がそのときにおっしゃった言葉は今でも忘れない。

「うちの病院は、基本的にはうちで手術なさった患者さんをみるのですが、人道的な見地からいって、その方を見捨てるわけにはいきません。私ができる限りのことをしましょう」

ああ、これで千恵子さんは安らかな最期を迎えられると、ほっと安堵《あんど》したのを昨日のことのように憶えている。

だから、自分が呼吸ができなくなって死ぬかもしれないと追い詰められたとき、北里に行けばきっと助けてもらえると思ったのである。そして、北里が受け入れてくれると知ったときには涙が溢れ出したのだった。

さて、入院して三日目に、ほぼすべての検査が終わった後で、担当の先生が私の病室に現れた。

「今日の午後、精神科の先生に病室に来てもらいますが、よろしいですか?」

思いがけない言葉だったが、可能性の一つとして省けないことは理解できた。

「あっ自律神経とか、うつ病とかそういう類ですね」

私が答えると、「いや、そうとも限らないのですが、まあ診てもらってください」。

精神科ねえ……と私はこころの中で呟《つぶや》いた。精神安定剤なら、すでに服用した経験がある。しかし、うつ病ということは考えられない。

身体の不調さえなければ、私は気が滅入《めい》る問題など何一つ抱えていないのだ。

そうはいっても、お世話になっている先生に反論するわけにもいかず、「はい。わかりました」と素直に答えた。

精神科医との面談

そして午後二時過ぎに精神科の医師が病室に来てくれた。若いイケメンの先生である。すでに私の症状はよく知っているようだった。

「どうでしょう、うつ病の薬を飲んでみませんか？」

すんなりと「うつ病」という言葉を口にする先生に対して、私は大声で叫び始めた。

「違います。それは違うと思います」

そういってから、私は自分がうつ病ではない理由を並べ立てたのだ。

まず、冒頭で書いたように、私は自殺をしようなどと考えたことは一度もない。家族にも親族にも自殺をした人はいなかった。

主人に愛人がいるとも思えない。子どもはいないが、私は主人との間に深刻な問題を抱えているという認識はないと思っていた。

経済的には決して裕福とはいえないものの、二人で食べてゆくにはじゅうぶんな収入もある。なにしろ小心者なのでサラ金に借金もない。

いたって呑気《のんき》な性格のため、仕事のことで思い詰めたりもしていない。人間関係のトラブルがまったくないといったら嘘になるが、病気になるほどの問題は一つも思い当たらない。

「だから、私がうつ病ということはあり得ないのです」と力を込めて否定した。

先生は少し微笑を浮かべて私の言葉に耳を傾けてくれていた。

私がいいたいことをすべていい終わると、たった一言、返事をした。

「うつ病に理由をみつける必要はないんです。それはわからなくてもいいんです」

「えっと、だって自殺なんて考えたこともないんですよ」

なおも、私は抵抗した。うつ病の人は自殺願望に取りつかれると思い込んでいたからだ。

実は、うつ病とはそんなに簡単に定義づけられるものではないと知ったのは、もっとずっと後だった。

「どうでしょう。新しく開発された、よいお薬があります。ジェイゾロフトというのですが、飲んでみませんか？」

変わらぬソフトな調子で先生はいう。

ジェイゾロフトって、なんだかロシアのスパイみたいな名前だなあと思った。それが顔に表れたのか、先生が「変な名前なんですが、ジェイゾロフトっていうんですよ」とうなずいた。

「でも、あの、どうして私がうつ病なんですか？」

まだ納得できない私は尋ねた。

「工藤さん、あなたの症状を伝えたら、どこの精神科でも、たいがいはうつ病と診断します。そしてお薬で治療をすれば、たとえば治るのに六ヵ月かかるものが二ヵ月か三ヵ月で治ります。早くお仕事に復帰もできるでしょう」

うつ病の薬は服用を始めるとやめられない。ずっと飲み続けなければならないと、何かの雑誌の記事に書いてあったのを憶えているのだが、どうやらそうでもないらしい。

「ずっと飲まなくてもいいんですか？」

「もちろん、症状がよくなればやめられます。副作用もあまりありません」

なるほどと、小さく胸の中で呟いた。

もう手はないのだ。身体中あらゆる検査をしても異常はない。そうなると、こころの問題だと考えざるを得ない。

「わかりました。飲んでみます」

もはやどうなってもいいと思った。抗うつ剤を飲んだところで今以上に悪くなることはあるまい。

それならば思い切って飲んでみよう。

この日、精神科の先生よりジェイゾロフトを一日二錠処方された。最大一日四錠まで飲める薬だといわれた。

私の頭の中は最近の雑誌や新聞でさかんに取り上げられる、うつ病治療のための薬の副作用についての知識でいっぱいだった。廃人同様になった人、錯乱状態になって他人を傷つけた患者など、あらゆる悲惨な症例が記事となって紹介されていた。

それだけに、うつ病の薬は自分とは絶対に縁のないものと決め付けていた。

昔からの友人の一人に、私と同じ歳で、長い間うつ病に苦しんでいる女性がいる。彼女は薬の副作用で以前の二倍くらいに太っていた。さらに、もう十年以上薬を服用していた。それなのに完治したという話は聞かない。

真っ黒い不安で胸がいっぱいになりながらジェイゾロフトを二錠飲んだのは、午後三時くらいだったと思う。

自分の身体に何が起きるのか。悪魔の薬を手にして迷っているような気持ちだった。

その晩だった。夜中に私はひどい動悸と発汗で目覚めた。うわー、これはジェイゾロフトの副作用だ。心臓が止まる。パニックになってナースコールを押した。しばらくして病室に来てくれた看護師さんは、「まあ、様子を見てみてください。デパスでも飲んだらいいでしょう」といって、さっさと姿を消した。きっと夜間も彼女たちは大忙しなのだろう。そして看護師さんは長年の勘でわかっていたのだ。この患者は精神に問題があるだけで、心臓に問題があるわけではないと。

私はぽつんと一人で病室に取り残されて、「朝がくれば、きっと大丈夫。大丈夫」とおまじないのように唱えてデパスを口に放り込んだ。デパスは一種の精神安定剤だが、就寝前にいつも一錠か二錠は飲んでいた。もう長い間飲んでいるので、私にとっては親しみのある薬だった。

退院の日

浅くまどろむと夜明けがやって来た。この日は退院の予定だった。つまり、どこも治療の必要がないのだから、入院していても仕方がなかった。

昨夜の騒動があったので、退院しようかどうしようか迷った。そういえば、夜中に看護師さんが来てくれたとき「血圧を測って頂けますか？」と頼んだのだが、「明日の朝でもいいでしょう」と断られた。

自宅なら血圧もすぐに測れるし、もし薬の副作用が続くなら服用をやめればよいだけだ。

それならば早く家へ帰りたい。あれだけ入院したかった病院であり、ちゃんと検査を受けたいと切望していたのだが、ほんとうの病は神経だと診断された途端に、自宅でゆっくり眠りたいと思った。

退院するときにイケメン先生がまた病室に来てくれた。看護師さんから、昨夜の私の混乱状態は聞いていたようだ。

「ご心配しなくても、新しいお薬を服用したので不安だったのでしょう。二錠から始めたのが多すぎたのかもしれません。とにかく一日に二錠の処方箋《しょほうせん》は出しますが、まず一錠でやってみてください」

「わかりました。じゃあ来月またお薬を頂きに来たらよいのですね」と私が尋ねると、先生が長い指をちょっと顎《あご》にあてて考えていた。

「うーん、工藤さんのお宅は世田谷で遠いですから、どこか近所の心療内科でお薬を処方してもらってもいいですよ。普通の内科でも出してはもらえます」

「えっ？　じゃあ、この病院に通って来なくてもいいんですね」

「はい。他の診療所でもいいです。ただジェイゾロフトは、最初は吐き気がしたり眠くなったりという副作用があります。ですから胃の薬も一緒に処方しておきます。でも、皆さん、すぐに慣れるから大丈夫ですよ。最初のうちだけです」

「あのう、眠くなるっていうのが、ちょっと困るんですけど。私、家でつまんない原稿を書くのが商売なんです。つまり物書きの端っこにいるんです。それで主人が朝型なもんですから、どうしたって原稿は昼間書かなきゃならないんです。チーチーパッパの原稿でも、眠いと書けないじゃないですか」

イケメン先生の前で必要以上に饒舌《じょうぜつ》になって喋りまくる私に、また先生は上品な微笑を浮かべて答えてくれる。

「そういうご事情でしたら、夜、お休みになる前にジェイゾロフトを飲んでください。二錠いっぺんに飲んでも大丈夫です」

「でも、私、いつも寝る前にデパスとハルシオン（睡眠導入剤）を一錠ずつ飲んでいるんですよ。それにジェイゾロフトを加えていいものですかね？　なんか寝言とかいいそうですが」

「少し時間をずらしたら問題ないと思います。だってハルシオンも一錠だけですよね」

「ええ、それも、ずっと飲んでいると歳を取ってから呆《ぼ》けるって聞いて、今は三分の二錠に減らしています」

もういい加減、自分は呆け始めているのではないかと思ったが、しつこく先生に尋ねた。

こんな患者は結構多いのだろう。あるいは人間ができているのか、おばさんに寛大なのか、先生は「それなら、まったくご心配はいりません。ハルシオンで呆けたりもなさいませんよ。まずはジェイゾロフトを一錠から始めてください。そして具合が悪いようでしたら、いつでもいらしてください」と答えて、さすがにもうこれ以上、おばさんのお喋りに付き合うのは辟易《へきえき》としたのか椅子《いす》から立ち上がった。

その日の午後に私は、迎えに来てくれた夫に連れられて退院した。

「とにかく、そのジェイなんとかっていう薬が効くかどうかは、わかんないけど、心臓や脳にトラブルもなくガンの心配もないってわかったんだから、よかったじゃないか。そこまでで、幸せだと感謝して帰ろう」

夫がタクシーの中で、そういうのを聞いて、こんな不出来な妻でも生きていて欲しいと願ってくれているのだと思うと、もう仕事をやめて、夫の年金で二人で細々と暮らす老後も悪くないなあという気がした。

うつ病であってもなくても、自分は社会の役に立てる人間ではなくなっている。原稿も書けなければ家事もできないのだから、この先、生きていても夫の負担になるだけだろう。しかし、夫はいつもと同じ優しさで「退院できて、よかった、よかった」と、それだけをタクシーの中で繰り返していた。

第二章　医師にすがるか神にすがるか

夫はうつ病を疑っていた

退院はしたものの、「自分はうつ病なんかじゃない」という頑固な思い込みは、自宅に帰っても続いていた。

うつ病の薬なんて飲まないほうがいいに決まっている。だいたい、ああいう薬に関しては、悪い噂《うわさ》は聞くけど、素晴らしいなんて絶賛する患者の声を聞いたためしがない。少なくともテレビや雑誌では、効かない人ばかりが登場する。

よし、この薬は一応飲んでみるけど、必ず一週間でやめてしまおう。癖になったら大変だ。中毒になったら厄介だ。まるで、抗うつ剤が覚醒剤《かくせいざい》か麻薬のように思えてきた。

友人、知人は「まさか、あなたがうつ病だなんて信じられないわよ。なんかの間違いじゃないの？」と口を揃《そろ》えていった。

ただ夫だけが、「実はボクは前からずっと、ミヨコはうつ病じゃないかと思っていたんだ。だって、これだけ長い年月、ずっと調子が悪くて、あらゆる病院に行ったじゃないか。それでも治らないのは、もうてんてんの病気以外にないと確信していた」。

「てんてんの病気？」

「そうだよ。お頭《つむ》てんてん」といって夫は自分の頭を叩《たた》いてみせた。

それ以来、わが家では、うつ病の事を「てんてん」と呼ぶようになった。

これだけ長い年月と夫がいったのも無理はなかった。

私は四十八歳のときに、子宮筋腫で子宮の全摘手術を受けた。大雑把にいえば、それ以後は不調の連続だったのだ。つまり十四年間だ。

過去にうつ病との自覚がないまま放浪した日々が、突然、はっきりと脳裏によみがえってきた。

「ドクター・ショッピング」の始まり

まずは、手術して半年後くらいに、頭半分が痺れた。当時は表参道に住んでいたのだが、慌てて青山の比較的大きい病院へ駆け込んだ。当然、頭の検査をすると思ったら、医師は看護師に点滴を命じた。三時間ほども診療室の片隅の硬いベッドに横になっていた。

「なんの点滴ですか？」と看護師さんに聞いたら「栄養剤ですよ」といわれた。

ずいぶんいい加減な処置だと思ったが、途中で点滴の管を外すわけにもいかず、じっと終わるのを待った。

あたふたと自宅に帰ってから、翌朝、夫が高血圧の薬をもらっている内科の先生を訪ねた。

「うーん、そうですね。これは自律神経失調症でしょう」

穏やかな微笑を浮かべ、先生は精神安定剤のアビリット、エリスパン、デパスを処方してくれた。

一定の効果はあった。痺れやめまい、頭痛といった症状が軽減した。だが、新たな問題が待っていた。

やたらと食欲が湧く。したがって十キロ太った。眠くなる。元来が怠け者だが、もっと仕事をしなくなった。できない。

さらに困ったのは、肝臓の数値が極端に悪くなったことだ。私はお酒を一滴も飲まないのに、なぜ、こんなに高くなったのか、医者も首を傾《かし》げた。原因は精神安定剤の副作用ではないかと思っても、医者にも不明のものが、私にわかるはずがない。

精神安定剤の効果も少しずつ消えていった。

この頃から、私の病院巡りが始まった。心臓の動悸は収まらず、救急車で榊原《さかきばら》記念病院へ運ばれたこともある。

そこで、徹底的に心臓の検査をした。心電図はもちろん、負荷をかけて運動するものから、心臓核医学検査というものまでやった。

余談だが、核医学検査をやって五日後にグアムへ行ったら、空港でなにやら機械を手にした係員が近づいて来る。箱型の機械はピーピーとすさまじい音を発していた。

私は入国審査のところに並んでいたのだが、係員は私の横で、ぴたりと歩みを止めた。「ここだ」といった途端に、別室に来るように指示された。放射性物質を持っているかと問われ、すぐにピンと来て被曝するような検査をしたことを説明したら、間もなく解放してくれた。

なるほど、核医学検査とはよくいったものだと感心した。

薬も鍼灸も試したけれど

いずれにしても、榊原記念病院では心臓に異常はみつからなかった。

だが、依然として、激しい動悸が襲ってきて、頭や手足の痺れは消えず、やがて倦怠《けんたい》感や頭痛で歩くのも辛くなった。

まだ五十代の半ばだったので、これは更年期障害かもしれないと気づいて、婦人科へ行った。

「ああ、不定愁訴《ふていしゅうそ》ねえ」と男性医師は、うなずいた。誰にでも起きる現象だから心配はいらない。なんとなく具合が悪くて、気分が落ち込むのを不定愁訴と呼ぶと教えてくれた。しかし、ホルモン補充療法で奇蹟のように体調がよくなるはずだという。

さっそくホルモン補充のため、貼《は》り薬、錠剤、注射、あらゆるものを試した。しかし、いっこうに症状は軽減しなかった。気分は最悪と訴えると医師は「おかしいなあ」と怪訝《けげん》な顔をするばかりだった。

大きな病院へ行って、ＭＲＩで頭の輪切りもしてもらった。「きれいなものです。心配はいりません」と若い医師に明るくいわれた。

もちろん、血液検査も一ヵ月おきくらいに受けた。数値は肝臓以外は問題がなかった。自分がなんの病気かわからず、ただ体調だけが極端に悪いという日々が延々と続いた。こうなったら西洋医学にすがっても解決はできない。そう思って、現代医学に逆行するようだが、漢方や鍼灸《しんきゅう》を試してみようと考えた。

台湾には親しい友人がいるので、その人に有名な漢方医と整体師を紹介してもらった。

漢方医は父親が蔣介石の主治医だったという人で、非常に聡明そうな感じだった。診断を受けてから、一週間ほどで錠剤の形になった漢方薬を作ってくれる。煎《せん》じるより簡単だし、飲みやすかったので、二年間ほど服用した。調子のいいときもあるが、まったく効き目が感じられないときもあった。

併行して、著名な整体師の診療所も訪ねてみた。整体といっても、お灸のようなものを患部に当てて治療をする。年配の先生がほんとうに懸命にやってくれているのは感じられたが、私にはなんの効果もなかった。

台北《タイペイ》で薬ができるのを待っている一週間の間に、バリ島にいい鍼灸師がいると聞いてデンパサールへ飛んだことがある。

ボルネオから来たという女性の鍼灸師の診療所へ行って、気持ちが怯《ひる》んだ。どーんとステンレスを張った四角い台が五つほど置いてある。その上に寝て、鍼《はり》をあちこちに打ってもらう。患者のほとんどは現地の人たちだった。

長い間、不妊で悩んでいた女性が、この先生に治療をしてもらって子どもを授かった。そういう人が一人や二人ではない。たくさんいるとあって、彼女の名声は高まったそうだ。

しかし、ステンレスの台の周りはぺらぺらのカーテンで仕切られていて、すぐ横の道をバイクが爆音を響かせて走っている。もちろん、室内にエアコンはない。

なんだか、自分が解体を待つインド鮪《まぐろ》になったような気分だった。辛抱強く三回ほど通ったが、症状は変わらなかった。

おまけにバリ島から台北に戻る飛行機の機内で、通路を隔てて隣に座っている白人男性から、いきなりワインをグラス一杯、上半身にひっかけられた。もちろん、インナーから下着までワインでぐしょぐしょになった。

そのとき、私は本を読んでいたので、なぜ、自分がワインをかけられなければいけないのか、さっぱり理由がわからなかった。エバー航空の客室乗務員は紙のおしぼりを何個か持って来ただけで、べろんべろんに酔っ払っているその白人男性に注意もしない。

腹が立ったので、帰国してから、エバー航空宛てに抗議の手紙を書いた。

ずいぶんたってから返事が来て、客室乗務員に確認したところ、ワインがかかったのは、わが社のひざ掛け毛布だけで、あなたの身体には、まったくかかっていないことが判明したので、お詫びはしないという内容だった。

数人はいた客室乗務員がみんなで口裏を合わせて嘘をついたのだろうか。

それ以来、いつまたワインを浴びせかけられるかと思うと、恐怖が先に立って、台湾に行きたくなくなった。台湾そのものが嫌いになってしまった。しばらくは悪夢のように、どさっとワインが肩から降りかかった場面が思い出され、寒気が襲ってきた。治療どころではなかった。

風邪のような症状が出て

この事件をきっかけに私の不調はどんどん悪化した。ただ、じっとベッドに横たわっている日が増えた。初めは風邪だと思った。発熱や寒気、咳《せき》といった症状がたしかにあった。医師に処方してもらった風邪薬をいくら飲んでも、風邪はまったく治らなかった。さすがに一ヵ月も寝込んでいると、これは風邪ではないと心配になる。人間ドックや総合内科などで何度も検査を受けた。どれほど肺のレントゲンを撮ったことだろう。激しい咳が続いていても「肺はきれいですよ。なんの影もありません」と必ずいわれた。

抗生物質もずいぶん服用した。それでも熱も咳もよくならない。一ヵ月も風呂に入れなかったら、気が滅入るのは当然だ。

なぜうつ病だと気づかなかったのか。今となっては不思議だともいえるが、とにかく身体のどこかにあるはずの病原さがしにやっきになっていた。

ふり返ってみると、あの子宮筋腫の手術を受けて以来、元気だったためしがない。夫の言葉を借りるなら「常に超低空飛行で飛んでいる」という感じで、いつ墜落しても不思議ではなかった。

婦人科を受診

そうか、元凶は、あの手術だとあらためて思い起こしたら、なんとか西洋医学以外の方法でうつ病を治せないものかという発想が浮かんだ。

今までは、うつ病と特定できないで、勝手にいろいろな薬を飲んでいた。

かつて、子宮筋腫の手術をした後で、「あれは漢方で手当てできたのに。腫瘍の芽を漢方薬で小さくしていって、お腹を切らないでもすむ方法があったんですよ」と、優秀な漢方医である信川敏子先生に教えてもらったことがある。他にもずいぶんいろいろな人から、手術はやめておけばよかったのにといわれたのだ。

それだけに今度こそ、あわてて西洋医学にすがらないで治せる方法はないものかと思案していた。

そのときに以前から親しい友人が、銀座に評判のよい婦人科のクリニックがあると教えてくれた。診察の確かさには定評があるという。しかも漢方薬も処方してくれる。医師は五十代の男性で、芸能人や女性実業家などの有名人も通っているそうだ。

そこならば、もしかして私のてんてんを治してくれるかもしれない。ジェイゾロフトなんて飲まなくても、治癒する方法があるかもしれない。

十二月二十日の朝、私は友人の教えてくれた銀座のクリニックへと向かった。退院して四日目だった。

評判通り、待合室にはもう五人ほどの女性たちが椅子に座っていて、クリニックは大盛況の様子だ。どなたも、いかにも銀座にふさわしいお洒落《しゃれ》なマダムという装いで、上品な女性ばかりである。ユニクロのジーンズに西友で買った千円のセーターを着た私は、たった一つ空いていた椅子に腰掛けながら「もしかして場違いなところに来てしまったのかなあ」と不安だった。

不思議なことに、待合室には診察室からの声が筒抜けで聞こえる。普通の病院は医師と患者の会話が、他の人に聞こえないように配慮してある。特に婦人科のようなデリケートな問題を含むところでは、絶対に他人に聞かれたくない悩みを医師に打ち明ける女性も多いはずだ。

それなのに、このクリニックの先生は大きな声で「ああ、きれいになったねえ。この前来たときより顔がきれいになって元気そうだねえ」などと、友達口調で患者に話しかけているのが、こちらの耳に響いてくる。

なんだかなあ、変だなあ、このまま帰ってしまおうかと迷ったが、せっかく来たのだからお薬だけでも出してもらおうと一時間ほどじっと待っていた。

内診で激痛が……

やがて診察室に呼ばれた私は、自分がうつ病と診断されたこと、しかし漢方薬で治したいこと、かつて子宮の全摘の手術を受けて体調を崩したまま今日に至っていることを大急ぎで説明した。

手術した病院は？　と聞かれて、名前を答えた。「どうしてホルモン補充療法をしなかったの？」と先生が首を傾げるので、「やったんですけど効果がありませんでした」といってから、ある時期そのために通ったクリニックの名前をつけ加えた。更年期障害の治療では名前を知られた医師だったからだ。

すると先生はイラついた声で「聞かれないことは答えないでいいんだよ」と、こちらを睨《にら》んだ。「すみません」と謝る。

急ぎ足での経過の説明が終わると、突然、先生が「卵巣はどうなっているの？」と尋ねた。卵巣は子宮を取ったときには残したのだが、今はなんの役にも立っていないはずだ。以前、診察してもらった婦人科の先生から「あなたの卵巣は、もうカラカラに干からびちゃってますね」といわれたのを思い出して、「あのう、多分干物みたいに干からびちゃっていると思います」と小さい声で答えた。

なんとなく「からすみ」が二個、自分の体内にぶらさがっている図が見えるような気がした。

「卵巣が干からびている？　そんなことないでしょう。残したんなら、あるはずですよ。その卵巣が気になるなあ」

先生が大きな声で言い放つので、私は待合室の人たちが私の卵巣が干からびているかどうかを心配してくれているのかしらと考える。だいたい、うつ病の相談に行ったのに、どうして先生が卵巣にこだわるのか、さっぱり理由がわからない。

「とにかく内診をしてＣＴを撮りましょう。待合室で名前を呼ばれるまで待っててください」

これ以上、卵巣談義は無用とばかりに先生はカルテを閉じて、待合室を指差した。やれやれ、なんで子宮がない患者が内診を受けなきゃならないんだろう。百歩譲って私の卵巣が、まだ干からびていないとしても、それと、うつ病が関係あるのだろうか。私の卵巣はガンになるほどの鮮度もないことは本人が一番よく知っている。

しかし、確固たる口調でいわれては断るわけにもいかず、内診の順番を待った。

私が内診を嫌いなのは、とにかく痛いからだ。案の定、先生にＣＴスキャンのための棒状の器具を膣に入れられたら、激痛が走った。

「痛いです」

叫ぶと、「これが？　ふむ？　ところで、どうして手術した病院でホルモン補充療法をやらなかったの？」先生は妙な質問をする。

「実は、手術の前に、あの変な鉗子《かんし》とかいうので組織を採って検査をするじゃないですか。ですが、そのときに鉗子の先の部分が子宮の中で折れちゃったんです」

「えっ？　そんなことあるのかなあ？」

さすがに先生も驚いた声を出した。

しかし、これは事実だった。鉗子の先が七センチほどぽきりと折れて、中に残ってしまったのだ。どうやってもそれが取り出せない。

「大丈夫です。どうせ子宮は摘出するんですから、そのときに必ず一緒に取りますよ。まあ悪さはしないと思いますけど、もし子宮の壁に突き刺さって異常出血とか始まったら、夜中でも手術します」

病院側にそういわれてから手術の日まで約一ヵ月、鉗子の先は私の子宮の中にいた。いくら夜中でも手術しますといわれても、怖いことには変わりはない。

だから、どうも手術をした病院へ行く気にはなれなかった。

「うーん、そりゃあそうだね。いやだよね。だから内診もいやなんだね」

納得したように先生が呟いた。私の痛がりようが尋常ではなくて、きっとそれは過去の体験が原因だと分析したようだった。

「痛い、痛い」と喚《わめ》いている間に内診は終わって、また十分ほど待たされた。

「漢方の薬はないんです」

呼び込まれて診察室に入ると、CTで撮った画像を前に先生が「ふん、ふん」とうなずいている。

「あー、ここには子宮はないね」

当たり前じゃないか、子宮は取ったと初めからいっている。

「うん、卵巣はたしかに、このあたりに通常はあるんだが、ないね。流れちゃったのか、消えちゃったのか、なんにもないなあ」

「干からびたんです」

私も意地になっていい返す。

だから初めから、子宮も卵巣もないといっているのに、なんで、この先生は強引にCTを撮ったのだろう。私がむっと不快な顔をしていたら、先生が急に優しい口調で画像を指差した。

「ほら、ここが膀胱《ぼうこう》で、こっちは尿道だね。どちらもなんの問題もない。心配はいらない。立派な膀胱と尿道だ。それがわかっただけでもCTを撮ってよかったんだよ」

先生の言葉を最後まで聞いていた私は、別に私の膀胱と尿道が元気かどうかを調べるために、このクリニックに来たのではない。うつ病の治療について相談したいのだと、もっとはっきり自己主張すべきだと気がついた。

「あのう、それで、こちらではうつ病の治療はして頂けるんでしょうか？」

「うん、うつ病ね。そうだ血液検査をしたほうがいいなあ」

看護師さんを呼びそうになる先生を制して私はいった。

「血液検査なら、ついこの間、北里研究所病院でやりました。やったばっかりです。それで異常はありませんでした」

ほんとうは肝臓の数値が少し悪かったのだが、それをいったら、また検査になると思っていわなかった。

「異常がない？　そりゃあよかったが、しかし、来月からはうちのクリニックで血液検査をしてあげますよ。毎月やったほうがいい。予約を入れていってくださいよ」

「はい。それで、うつ病のお薬は今日、出して頂けますか？」

「それはですね、皆さん漢方、漢方っていうけど、うつ病が治る漢方の薬はないんです。

ありません。ですから、身体を健康に整えて、自律神経の薬を服用する選択肢が残されているんです」

「え、え、え？　ないんですか、漢方薬は？」

私は次の言葉が出なかった。ないんなら、さっさといってくれればいいじゃないか。そうすれば黙って帰るだけだ。もうこのクリニックに来てから二時間以上が経過している。しかし、ここで文句を並べ立てても、今流行りの「モンペ」、つまりモンスター・ペイシェントとみなされるだけだ。漢方薬はないと最後に断言してくれただけでも、この先生は良心的なのかもしれない。

怪しげな治療法でガンが治るといって、藁《わら》にもすがる思いの末期ガンの患者から、大金を巻き上げている医者が何人もいるのを私は知っている。

「わかりました。どうも有難うございました」と頭を下げてから立ち上がった。

「でもねえ、うつ病の薬の副作用を軽減する漢方薬はありますから、それを処方してあげましょう。うちの隣の薬局に行けば出してもらえます。しばらく続けたらいいですよ」

ようやく最後に、なにやら薬らしきものをもらえるらしいと知って、ほっとして私はそのクリニックを後にした。

保険診療なのに支払いは一万円を超えていた。なるほど、ＣＴを撮らなければ、商売にならないのかもしれない。こんな都心の一等地に豪華なクリニックを開設しているのだから費用もかかるのだろう。

とにかく、もう二度とこのクリニックに来るつもりはなかったから、次の予約は今決められないので後で電話をしますと受付にいって、さっさとドアを開け、道路に飛び出した。

ふうとため息をついてから、いちおう副作用を緩和する漢方薬だけもらっておこうと隣の薬局に寄った。

ツムラの漢方薬を二種類出してくれた。いずれも保険がきく薬なので安かった。一ヵ月分で二千円くらいだ。家に帰ってから、その薬の効能を書いた説明を読んだ。

頭痛、子どもの夜泣き、子どものひきつけ、浮腫《むく》みに効くと書いてある。子どものひきつけとオバサンのうつ病と、あんまり変わらないのか。まあ鰯《いわし》の頭と思って飲もうと、大きな期待は抱かないことにした。

精神科医に電話すると……

それよりも、うつ病に効く漢方薬がない以上は、しばらくはジェイゾロフトに望みを託すしかないのか。いや、ちょっと待てよ、心療内科にはカウンセリングという治療法もあるはずだ。あまり詳しくは知らないが、薬を使わないか、あるいは薬と併用しながら、カウンセリングを続けて病気を治す。

昔、カナダに住んでいた頃、テレビドラマで、登場人物が精神科のクリニックに通う場面を何度も見たのを思い出した。大きな悩みや恐怖を抱えている主人公は、精神科医の部屋で、自分の過去をさかのぼり、忘れていたこころの傷を思い出すとか、そんなストーリーが多かった。

いたって極楽トンボで、たいした悩みもなく人生を過ごしてきた自分が、カウンセラーに告白する内容などあるかなとは思ったが、旧知の精神科医に電話をしてみた。

薬とカウンセリングと、どちらが効果的なのか聞いてみたかったのだ。

この先生は男性で、私の友人がうつ病になったときに彼女に付き添ってクリニックへ行って知り合った。それがもう八年ほど昔のことだ。

あの頃の彼女は二言目には「死にたい」「自殺する」といっていた。困った彼女のお母様が自分の親戚であるA先生に治療を頼んだ。彼女と母親との関係はひどく険悪だったので、私は彼女のお母様に懇願されて、クリニックのある地方都市まで、何度か友人を連れて行ったのである。とにかく人間なんて、生きていてなんぼのものだ。自殺されてはかなわないという強い思いが、当時の私を動かしていた。

そのA先生は私と同年代ということもあって、親しくなった。だから、私も自分の新刊が出ると先生に送ったりしていた。いつも律儀《りちぎ》に返事をくれた。

そうだ、そうだ、A先生に電話で相談してみよう。なぜもっと早く気がつかなかったのだろう。私は銀座のクリニックから憤然として帰って来た翌日、A先生の携帯に電話をしてみた。

「いやあ、工藤さん、お久しぶりですね。実はね、私も工藤さんに今日こそはお電話しようと思っていたところなんですよ」

A先生に第一声でそういわれて、私は先生に尋ねた。

「何かご用がございましたか？」

A先生が私に用事があるとは思えなかったが、先に向こうの話を聞くのが礼儀だろう。

「いや、ちょっとご相談がありましてね。しかし、工藤さんのご用件はなんでしょうか？それを先にどうぞおっしゃってください」

「いえいえ、先生どうぞ、そちらのお話からなさってください」

「ああ、そうですか。頂いたお電話で、はなはだ恐縮ですが、ご相談というのは他でもない、私自身のことなんです。実は、私、うつ病になりましてね。こんなことは誰にでも話せるわけではないんですが、工藤さんにだけはご相談したかったんですよ。一度お会いして話を聞いて頂きたいと思って、ちょうどお電話するところだったんです」

「はあ」といって、私は次の言葉が続かなかった。うつ病は私だ。なんで本職の精神科医であるA先生のうつ病の相談に乗らなきゃいけないのか。

私は他人のことどころじゃないんですよといいたいのをぐっと我慢して、「先生、私ではなんのお役にも立てないと思いますが、いずれ時機をみてお会いしましょう。どうかお大事になさってください。またご連絡しますね」と極力明るくいって、大慌てでその電話を切った。

精神科医が精神病になるという事例はカナダにいた頃からよく聞いていた。嘘か真実か知らないが、精神科医の半数以上が別の精神科医にかかっていると、まことしやかにいう人もいた。

たまたま私は熟年女性の性に関する悩みを扱った本を何冊か出していた。これは自分の体験ではなくて、更年期以降の女性たちをインタビューして纏《まと》めたものだった。

その中の一冊をA先生に送ったときに、丁寧なお礼状を頂いた。今になって思い出すと、「私も妻との間にいろいろな葛藤がありまして、いつかゆっくりと工藤さんに拝眉《はいび》の機会を得られたら幸甚です」という文言があった。きっと先生には先生の悩みがあるのだろう。

何はともあれ、うつ病を患《わずら》っている当人にうつ病を治療してもらおうと期待しても無理だ。

もう知人や友人の情報を頼りにしているよりは、自分で積極的によい心療内科の医師をさがすしかないのではないかと思い始めた。

北里の先生も近所の心療内科でジェイゾロフトを処方してもらってもいいですよとおっしゃった。

退院して六日後の私の状態は相変わらず身体がだるくて、手足が痺れて、胸の動悸や呼吸の苦しさがあった。しかし、ジェイゾロフトを投薬した効果が出るには最低でも二週間ほどかかるといわれていたので、心配はしていなかった。

むしろ、これはうつ病の症状なんだと思うと気が楽になっていた。

「普通になりますように」

平成二十三年もそろそろ暮れようとしていた。十二月二十三日の朝、夫が突然、「今日はこれから松陰《しょういん》神社にお参りに行こう」といい出した。

松陰神社はわが家の近くの下高井戸から東急世田谷線で六つ目の駅にある。吉田松陰に所縁《ゆかり》の神社だとは聞いていたが、一度も行ったことがなかった。

寒さは厳しかったが、快晴ですっきりとした空だ。

「ねえ、ねえ、何しに行くの？」

松陰神社前という駅を降りて、どこか昔懐かしい昭和の雰囲気が漂う町並みを歩きながら私は夫に尋ねた。

神社にお参りといえば初詣くらいしかしない。クリスマスもろくに祝わないわが家で、なぜ季節外れの参詣か。

よくわからないまま、私は久しぶりに電車に乗りたくて夫の後をついて嬉々として家を出たものの、散歩にしては遠すぎる外出の理由が知りたかった。

「あのね、神様だって、初詣にどっと参拝客が訪れて、いろいろ頼みごとをされたって、大変でしょ。多すぎて忘れちゃうかもしれない。それよりも、少し早くお参りに行って、ミヨコのてんてんが、なんとか治りますようにってお願いしたほうが効き目があると思ったんだよ」

「ああ、そういう事」

「しかもだな、神様に喜んでもらえるように一万円札を持って来た」

「ひえ？　一万円もお賽銭《さいせん》箱に入れるの？」

「そうだよ。神様だって普通の金額だったら、普通のことしかしてくれない。一万円ももらったら、こりゃ、てんてんを治してやらなきゃと思うでしょ」

夫はポケットにねじ込んである一万円札を私に見せた。

本殿の前で二人でお札を賽銭箱に投げ込んで頭を深く下げた。

「どうか厄が落ちますように。そして来年は元気になりますように」

そういいながら、夫は私の頭をぽんぽんと叩いている。

「このてんてんが、普通になりますように」とさらに長々と神様にお願いしていた。

帰り道に「さぼてん」という、美味しくて有名なカツサンドを売っている店に立ち寄った。

「カツサンドだから勝つ。病気に勝つんだよ。来年はね」

つまらない駄洒落《だじゃれ》を夫がいって二個のカツサンドの箱を大事に抱えて家路についたのだった。

第三章　かかりつけ医をさがして

神のご加護か薬の効果か

一足早い松陰神社への初詣が、よほどご利益《りやく》があったのか、その後は少しずつ身体が軽くなってきた。

年末年始を海外で過ごすのが恒例になっていた私たちにとっては、十五年ぶりの日本でのクリスマスとお正月だった。

十二月二十四日は近所のセブン-イレブンが店の前に台を出して、ローストチキンを並べていた。薄いぺらぺらのサンタクロースの服を着た男の子が、ぶるぶる震えながら「ローストチキン、三百五十円が二百九十円ですよー」と声を張り上げていた。

「寒そうですね？」と聞くと「はい。マジでヤバいです」と答える。売れ残りのローストチキンはまだ五本くらいあった。これが売れなければ、この子はずっと、この見るも寒々しいサンタ姿でいなければならないのだろうか。

「二個ください」

クリスマスとローストチキンの結びつきもなんだかピンとこないが、とにかく風邪を引く寸前の痩せたサンタさんを苦境から早く救いたいので、とりあえず夫と二人分を買って、これでクリスマスを祝うことにした。

後から、五本、全部買ってあげればよかったと後悔した。

その晩、夫は久しぶりに焼酎《しょうちゅう》を一杯飲んだ。腎臓の数値が悪いため、しばらく禁酒をしていたのだ。

私は特に何もいわなかったが、内心では「これなら、生きて新しい年を迎えられそうだ」と思っていた。

クリスマスが終わり、近所のスーパーや市場にはお節料理しか売っていないのを見て、ああ、日本のお正月ってこうなんだと、あらためて物珍しく感じた。

その頃から足が自然に上がって歩けるようになった。すすっと前へ出る。そうだ、昔はこうやって軽やかに歩いていたんだ。あんまり長い間、ずっと足が重くて、さっさと歩けなかったので、この感覚を忘れていた。

まるで身体全体に重しがぶら下がっているようなだるさだった。動作は緩慢になり、狭い台所を這《は》うようにして食事の支度をしていた。

ところがジェイゾロフトを飲み始めてから二週間ほど経過した頃には、てきぱきと働けるようになった。

えっ？　もしかしてジェイゾロフトが効いているのだろうか？　あんなに、どこの病院へ行っても原因がわからなかった不調が、あの小さな白い錠剤一錠で、簡単に解決されるのか？

半信半疑ながらも、他に何も治療はしていないのだからジェイゾロフトの効果と思わざるを得なかった。

これからしばらくは、この薬に頼って生きていくしかないだろうと腹を括《くく》った。

もう年末はどこの病院も休みに入っている。年が明けたら、都内の心療内科に行ってみよう。ジェイゾロフトは一ヵ月分しかもらっていない。

しかし、一日に二錠飲む計算で出してくれたから、六十錠あった。まだ一日一錠しか飲んでいないので、来月中に、適当なクリニックをさがせば間に合う。いたって悠長に構えて、お正月の三が日を過ごした。

ネットで検索してみると下高井戸の駅がある京王線や東急世田谷線の沿線には多くの心療内科クリニックがあった。しかし、どのクリニックが評判がよいのかは不明だ。

あれこれ迷ったが、行ってみるしかないと思って、自宅から足の便がよいクリニックを訪ねたのは平成二十四年一月十七日のことだった。予約はいらないと電話で確認し、午前十一時頃にビルの三階にあるクリニックに着いた。

不気味な待合室

ドアを開けた途端に息が止まりそうになった。すごい音量で待合室にラップが流れている。私はこういう騒音にきわめて弱い。もう帰ろうかと後ずさりを始めたら、受付の若い女性が感じのいい笑顔を浮かべて私を見た。

「さきほどお電話くださった方ですね」といわれて、「はい。工藤です」と返事をしたら、もう帰れなくなった。

それではこれをと、初診の申し込み用紙に記入するようにいわれた。同時に彼女は一枚の白い紙を出した。

「これに、お待ちになっている間に絵を描いて頂くことをお願いしています」

「絵ですか？」

「はい。皆さんに必ず絵を描いて頂いています」

「あのう、もしかして絵を描かないと診察して頂けないということですか？」

「そういうわけでもないんですが、やっぱり絵を描いて頂けたらと思います」

「それが診察の条件でしたら、すみませんけど、私やめます。失礼します」

爽やかな受付の女性には悪いと思ったが、幼稚園じゃあるまいし、まだ問診も何もしていないうちから、いきなり絵を描けといわれても、とても描く気にはなれない。

そのとき、受付の横の扉が急に開いた。

若い男性が顔を出して、「ああ、いいですよ。今、描かなくてもいいですから。後で私がご説明します」。

それが、このクリニックの医師であることは容易に推察できた。

「とにかく、待合室でしばらくお待ちください」というと、神経質そうに眉をひそめて医師は扉をばたんと閉めた。

ここまできたら、もう診察を受けるしかないだろう。それにしても、この待合室は何か不気味だ。椅子に座って周囲を見回して、その理由がわかった。

部屋の中はネズミだらけなのだ。ネズミの置物、ネズミのぬいぐるみ、ネズミのカレンダー、ネズミの絵、あらゆる場所にネズミがあった。お手洗いを借りたら、そこにもネズミのイラストがあった。

個人の趣味だから、かまわないといえばそれまでだが、緑や青、黄色のネズミがところ狭しと座っている待合室は、あまり居心地のよい空間ではなかった。

音楽は絶え間なく大きな音量で流れていた。神経に突き刺さるような落ち着きのないリズムで、頭痛がしてきたが、座って待つしかなかった。

十分ほどで、私は診察室に呼び込まれた。先生と対面だ。年齢は三十代の後半から四十代の初めだろうか。最初に驚いたのは医師が着用している背広だった。どこに行ったら、こんな派手な演歌歌手のステージ衣装みたいな背広が買えるのだろう。銀色のラメが入った鯖《さば》の横腹のような布地だ。

次に目がいったのは医師が背広の下に着込んでいるシャツである。真っ青なシャツの下には下着の代わりか真っ赤なTシャツを重ね着している。銀、青、赤と極彩色の衣装をまとって、医師は座っていた。そういえばネズミにそっくりの顔だ。

「人間を見かけだけで判断してはいけません」といっていたのは、亡くなった母だった。若い頃にひどく見かけが悪い父に惚《ほ》れ込んで結婚した。

やがて父は愛人ができて母を捨てるのだが、「男は見かけではない。内容です。山高きをもって尊しとせず。木多きをもって尊しとす」と子どもの頃から耳にたこができるほど聞かされた。かえって、その反動で、私が好きになるのは背の高い男ばかりだった。

それはともかく、診察室で鯖色の背広を着た先生と向き合って、とにかく虚心坦懐《きょしんたんかい》に接してみようと覚悟した。見かけによらず名医の可能性だってある。

私はこれまでの経緯を説明した。今までずっと不調が続いていたこと。救急車で北里研究所病院に運ばれて、入院して検査の結果、うつ病と診断された。しかし、そのときに処方されたジェイゾロフトという薬がとてもよく効いているようで、ずいぶん日常が楽になった。したがって、これからはジェイゾロフトを、こちらのクリニックで処方してもらえないかと頼んだ。

医師はそうした話を聞き終えると、「これは私の方針なんです。絵を描いてください。下手でもいいですから、描いてください」と、画用紙を差し出した。

「なんで絵を描くんですか？」と尋ねると、「診断のために必要なんですよ」と有無をいわさぬ口調だ。

ここで押し問答をするのも面倒になり、私は画用紙を受け取った。

「何を描くんですか？」

「木に果物がいっぱいなっている絵を描いてください」

「私、果物あんまり好きじゃないんですけど。それになんの木に果物がなっているのがいいんですか？」

「それはなんでもいいです。木に果物がなっている絵です」

もういい加減に抵抗はやめろという顔で医師は私を睨んでいる。

はい、はい。あなたと喧嘩《けんか》するつもりはありませんよとばかりに、私はにっこり笑ってみせて絵を描き始めた。

しかしバカみたいだなあ。こんな絵になんの意味があるんだ。もうなるべく早く終わらせてしまおうと細い線で適当に木を一本描いて葉っぱは省いて、丸い蜜柑《みかん》か林檎《りんご》かわからぬものを枝先にぶら下げた。

「先生、他の人たちはどんな絵を描くんですか?」と質問したら、「絵を描いているときは真面目に集中してください。話さないで」と注意される。これじゃあ小学生と同じだ。大人がそんなに真面目に果物がなった木の絵なんて描くか。いっそネズミでもぶら下げてやろうかと思ったが、喧嘩をするために来たんじゃないと思い直してやめた。

「はい。できました」

「えっ? もう終わりなの。こんな簡単な絵でいいの?」

「いいです。これしか頭に浮かびません」

「なるほど」

私の落書きのような絵を見ながら、医師はちらちらとこちらの顔を覗《のぞ》く。そのときに彼がかけている眼鏡のフレームが目に入った。なんと金の金具がごてごてと飾り立ててあって、女性でも躊躇《ちゅうちょ》するような金ぴかの枠だ。

もし、街中で、この人を見かけたら、なるべく傍《そば》に寄らないようにするだろう。普通の勤め人には絶対に見えない。まして医者だとは誰も思わないだろう。

私のうつは重症なのか？

後で、この医師のいでたちを友人や編集者に話すと、みんなお腹を抱えて笑う。「悪いけどさ、その先生のほうが、あなたよりよっぽど病的じゃない」という。私も実際、てんてんを病んでいるのは、ほんとうに自分だろうかと疑ってしまった。

「それで、工藤さんはジェイゾロフトが効いて、元気になってきてるというんですね？」

医師は尋問を始める。

「ええ、嘘みたいに身体が軽くなりました。しかも一日にたった一錠しか飲んでいないのに」

「あの薬は一日に四錠が限界ですからね。だけど、私の考えではジェイゾロフトはそれほど効いていませんよ。今日は他の薬も一緒に出しましょう。それも飲んでください。そうだな、二週間分出しますから、また二週間したら来てください」

「ちょっと忙しいものですから一ヵ月分出して頂けませんか？」

「ダメですね。二週間で様子を見て、もしかしたら他の薬に替えるかもしれません」

「でも、ジェイゾロフトで効果がみえているのに替える必要があるんですか？」

この質問が医師の癇《かん》に障《さわ》ったらしい。大きくため息をつくと、私の絵を指差した。

「あなたのうつ病はかなり重症です。とても一年や二年で治るものではありません。この絵を見たらわかります」

「この絵でどうしてわかるんですか？」

いつしか、こちらも不快感を隠す気がなくなっていた。

「いいですか。この絵に描かれている果物は木の枝から、こんなに離れています。これは病気が重い証拠です。簡単には治りません。数年かかって治ればいいほうです」

あんないい加減に描いた絵の一枚で重症のうつ病と決め付けられては、たまったものではない。しかし、私はうつ病の専門家ではないので彼と論争はできない。

「はい。じゃあ、また伺います。有難うございました」と頭を下げて診察室を出た。

待合室のネズミの人形が一斉にこちらを見たような気がした。相変わらず、ラップ・ミュージックが耳をつんざく。

二度とこんな病院に来るものか。患者をここまで怒らせるなんて、やっぱりあの医師は正常な人ではない。帰りに薬局に寄ってジェイゾロフトだけはもらったが、それ以外にもう一種類処方された薬はいらないと断った。

最近の東京は、街を歩けば「心療内科」の看板を掲げたクリニックをたくさん見かける。しかし、用心は大切だ。まともではないクリニックもあるのだと、このときに知った。

なぜか予約が取れない

この年の一月は寒かった。雪が降ったのは一月二十三日だったが、その頃、私の体調は後戻りしたような感じで、日常の家事をこなすのがやっとの日々を過ごしていた。

やっぱり早く、かかりつけの心療内科の先生をみつけなければと焦っていた。

ネットで検索していると、東急世田谷線の駅の近くに、いかにもきちんとした佇《たたず》まいの心療内科のクリニックがあるのをみつけた。ホームページも充実していて、専門の医師が三人にカウンセラーも複数いるとある。

よし、ここなら規模も大きいし、あんなへんてこりんな絵を描かされたりもしないだろう。まずは電話で予約だと、ホームページにある番号を押した。

初めに出たのは女性の職員らしかった。

「予約をお願いしたいのですが……」というと、「それでは、まず、そちらの電話番号をいってください。専門のカウンセラーさんが病院に来たら、お宅にお電話しますから」。

「でも、私はこれから出掛けますから、時間を指定してくだされば、私のほうから、またお電話します」と返事すると、「いいえ、こちらのクリニックからお電話します」といって相手は譲らない。

「それでは三時にお電話を頂けますか？」と私は聞いた。ずっとクリニックからの電話を待っているわけにはいかないので、時間を指定して欲しかったのだ。

「わかりました。なるべくご希望に添うようにします」と相手は答えてから、私の自宅の電話番号を確認して電話を切った。

「なんで予約を取るために、向こうから電話してくるわけ？」と、もうこの時点で、夫は訝《いぶか》しげだった。

さて、三時までに用件をすませてクリニックからの電話を待っていたが、掛かってこない。仕方がないので、またこちらから電話をした。

「ああ、その件でしたら、専門のカウンセラーさんが来ないとお答えできないんですよ」

「いつ、専門のカウンセラーさんはいらっしゃるんですか？」

「普通は三時くらいなんですけど、決まってはいませんね」

「では、その方に予約だけでも取らせて頂けませんか？」

私も、もう何度も電話を掛けるのは面倒になっていたので、相手の都合に合わせて予約を取るつもりでいた。

「それはですね、カウンセラーさんが来ないとわからないんです」

「じゃあ、一時間後にお電話します。その頃にはもういらしているでしょう」

「いえいえ、こちらからお宅にお電話します。どうぞお待ちになっていてください」

　こうして電話は終わった。

　どうして診察の予約を取るのが、こんなに面倒なのだろう。でも、せっかくここまでやったのだから返事を待ってみようと、電話の前に座っていた。

　カウンセラーだという女性から電話があったのは、それから一時間後だった。

　私は自分がうつ病だと診断された経緯を説明し、ジェイゾロフトを処方して頂きたいので予約を取らせてくれと、以前と同じ口上を繰り返した。

「ああ、うつ病ですか。それでしたら、まず、お電話で院長先生とお話し頂いて、どの医師が適当か院長先生が判断して、それから、その適当と思われる医師が診察できる日に予約を入れる運びになりますね」

「はあ？　明日は予約はできないんですか？」

「はい。明日か明後日にでも院長先生がお電話を差し上げます。そこでお話を伺ってからという事になりますね。時間ですか？　それは院長先生のご都合ですから、今は申し上げられません」

「ということは、院長さんからのお電話を待ってからじゃないと、予約もできないんですね？」

「はい、その通りです」

私が確認していると、さきほどからずっと電話のやり取りを聞いていた夫が居間のソファーから怒鳴った。

「予約くらいで、そんなに勿体《もったい》つけるところはやめろ。おかしいぞ、その病院」

私もまさに同じことを感じていた。予約を取るのに、こんな回りくどい手順の病院は初めてだ。だいたい電話で患者に話をさせて、それから担当医を決めて、そこで初めて診察の予約なんて、変ではないか。

しかも、こちらが病院に電話するのを避けて、自分たちのほうから電話をするから待てという。考えてみれば電話番号は個人情報だ。診察する前に教える必要があるのか。もう三回もそんな会話の繰り返しをしている。

「では、またご連絡します。ちょっと急用ができましたので失礼します」といって、そそくさと私は電話を切った。

奇妙だ。このクリニックもおかしい。夫も同じ意見だった。予約を簡単に取らせてくれないクリニックなんて聞いたことがない。

どこか他の病院をさがそう。窓の外にちらつく雪を見ながら、途方もない疲労感を覚えていた。

ぬいぐるみと会話する医師

「そういえば理恵ちゃんが、心療内科に行くとかいってたな」

夫がふいに思い出す。

理恵ちゃんとは、夫の友人の娘さんで、三十代の半ばだ。職場のパワハラにあって、今は休職している。よほど辛い思いをしたのか五キロも痩せて、げっそりしてしまったと彼女のお母様がいっていた。

理恵ちゃんなら子どもの頃から知っているので、遠慮なくなんでも話せる。

私はさっそく、彼女に電話をした。

自分がうつ病であること、心療内科のクリニックをみつけて通いたいのだが、どうもよい先生にあたらない。理恵ちゃんが、どこか知っていたら教えて欲しいのだがと電話口でいった。

「ああ、もう心療内科では、私もとんでもない経験をしたんですよ。お宅からは、そんなに遠くないクリニックですけど、とてもご推薦はできません。超ヘンテコな医者でしたからね」

理恵ちゃんに初めからそういわれて、がっかりしていると、さらに彼女は電話口の向こうで言葉を継いだ。

「実は工藤さんにお電話してご報告しようと思っていたんです。いろいろご心配頂いて、すみません。あの心療内科に行ったのは先月だったと思います。とても評判がよくて患者のために親身になってくれる先生だって、同僚から聞いていたんで安心して出向いたんです。ところが待合室に入ったら、とにかく犬のぬいぐるみだらけなんですよ」

「えっ？　ネズミじゃなくて犬？」

「ええっ。ネズミのぬいぐるみなんて売ってるんですか？　私、ミッキーマウス以外は見たことありません。クマやウサギさんならともかく」理恵ちゃんが明るく答えるので、「それがネズミのぬいぐるみだって、いっぱいあるのよね。それはともかく犬のぬいぐるみがどうしたの？」。

「はい。待合室だけじゃなくって診察室にもワンワンのぬいぐるみがいっぱい置いてあるんです。そして、私が職場でパワハラとセクハラと両方にあって、会社に行けなくなった経緯を喋ったら、先生が自分の机の上のワンワンに向かって『この人、可哀想《かわいそう》だね。ひどい会社にいるんだよ』とか、『それじゃあお薬出してあげなきゃね』とか話しかけるんですよ。その犬のぬいぐるみはなんですか？　って思い切って聞いてみたら、『ああ、この子は私の相棒なんですよ』って平気な顔で犬の頭を撫《な》でるの。ぞーっとして、猛烈な勢いで、そのクリニックを脱出しましたよ」

「そうかあ、理恵ちゃんも災難にあったわけね。何歳くらいのお医者さん？」

「うーん、五十歳は過ぎていると思うけどなあ」

「ああ、そう」

相槌《あいづち》を打ちながら、私はその医者の姿が見えるような気がした。一見紳士で、身体が大きくて温厚な顔をした大型犬みたいな先生。

「でもね、工藤さん、私がもっと怖いと思ったのは、そんなクリニックにも患者さんが来ているわけですよ。わかんないんでしょうかね、あの異常さが」

理恵ちゃんの心配はもっともだった。ネズミのクリニックだって、待合室には他の患者さんたちが座って順番を待っていた。

だとすると、頭がおかしいのは先生ではなくて、猜疑心《さいぎしん》が強すぎる、こちらなのだろうか。どうにも判断がつかないが、理恵ちゃんは大きい大学病院の心療内科に行くつもりだといって、電話を切った。

さて、どうしよう。私の頭は混乱するばかりだった。

第四章　放浪の果てに

私の主治医はどこにいる？

いくらなんでも一月中には心療内科の先生をみつけたいとは思ったものの、どうも知らないクリニックへ行くのが怖くなっていた。

そんなとき高校時代からの親友のユウコさんが、耳よりな話を教えてくれた。

彼女のお父さんが九十歳を過ぎて、少し認知症の気配が見えてきた。そこで近所にある神田医院の心療内科に連れて行ったら、とても明るくて優しい先生だった。あなたも行ってみたらと勧めてくれたのである。

「ああ、あのハンサムでお洒落な院長先生ね」というと、「違うのよ。院長先生は内科でしょ。心療内科は女の先生。でもすごく感じのいい先生よ。信頼できると思う」とユウコさんの点数は高い。

いつも彼女から院長先生は名医のうえに背が高くて美男で、ファッションセンス抜群の服装をしていると聞いていたので、私は以前から一度、神田医院に行ってみたかったのだが、どうやら心療内科は違う先生らしい。

しかし、今の私はうつ病なのだから、ルックスのよい医者にかかりたいなどと贅沢《ぜいたく》をいっている場合ではない。真剣に、てんてんの病と対峙《たいじ》してくれるお医者さんなら、美男じゃなくても文句はいえない。

「OK、毎週木曜日の午前中が診察日なのね。じゃあ今週の木曜日に行くわよ」といって、神田医院を試してみようと決めた。

わが家からは少し遠いが、新宿で乗り換えれば、神田駅から徒歩三分なので、四十分くらいで行ける。

一月二十六日にユウコさんと約束した通り、神田医院を訪れた。その後で彼女とランチの予定まで入れた。

思えばずいぶん、いろいろな病院を放浪した。うつ病の主治医をさがすのが、こんなに大変だなんて夢にも思っていなかった。

小ぢんまりとした待合室はごく普通の医院といった感じだった。ネズミも犬もいない。幸い順番を待っている患者さんもいなかったので、すぐに名前を呼ばれた。

「初めまして」と挨拶《あいさつ》をすると、温かい笑顔を向けてくれたのが伊藤美紀先生だった。ふっくらとした柔らかい印象が、なぜか私の気持ちを安心させる。

私はあらためて次のように伝えた。四十八歳のときに子宮筋腫の手術をして、それ以来、ずっと不調に悩まされてきた。初めは更年期障害によるものだと思っていたが、六十歳を過ぎた今では、更年期障害とはいえないと、どのお医者様にもいわれる。しかし、私の症状は動悸、呼吸の苦しさ、身体のだるさ、手足や頭部の痺れ、悪寒《おかん》、微熱、などがあって、どうも不定愁訴のような感じがしていた。

そして、昨年の十二月にとうとう動けなくなって、大学病院に搬送されたら、うつ病と診断された。これに関しては、私自身、どうにも納得していない部分もあるのだが、ジェイゾロフトという薬を服用したらずいぶんと症状は改善された。夜はいつも足の膝《ひざ》から下が冷水に浸《つ》かっているように寒くて震えていたのだが、それはなくなった。やっぱり私はうつ病なんでしょうか？　と一気に喋って、先生のお顔を見た。

「そうですね、結局、ずるずる更年期を引《ひ》き摺《ず》ったまま今まできちゃったんですね。そういう方は他にもいらっしゃいますよ」と、先生が笑顔のままで答えてくれる。

そういえば、こんなに患者の訴えを丁寧に聞いてくれた先生は初めてだ。

ジェイゾロフトが効いているのなら、そのまま飲み続けても大丈夫ですよといってくれる。ただ、私は三、四日前あたりから、またちょっと足が重くて不調がぶり返した感じがするのですがというと、それなら二錠に増やしたらいかがですか、あの薬は一日に四錠までは飲んでも大丈夫ですから、二錠は問題ありませんと断言してくれた。

実は他のクリニックで、私のうつ病はすごく重症だとかいわれたんですけどと訴えると、伊藤先生がころころと可愛《かわい》い声で笑う。

「そんなことというのはおかしいですよね。まだ、わかんないじゃないですか」

「でも、変な絵を描かされて……」というと、「あれはうつ病の患者さんのためではなくて、他の病気の方を診断するためにやるんですよ。もしかして、その先生はもともとは精神科のご専門じゃなくて内科の先生かもしれませんねえ」と説明されて腑《ふ》に落ちた。

気がつけば三十分以上も私は自分がいろいろなクリニックを放浪して、いかにひどい目にあったかを縷々《るる》先生に述べていた。

その間、先生はいやな顔ひとつしないで、ずっと耳を傾けてくれていた。愚痴を聞いてもらえただけで、もう気分はずいぶんすっきりしていた。

「誰かが呪いをかけている」

毎月一回、神田医院にジェイゾロフトを処方してもらうために通うことにした。

「あのう、先生、私はいつかこの薬がなくてもやっていけるようになるでしょうか？」

最後に一番知りたかったことを尋ねた。

いったい私の病気は治るのか。それとも生涯、薬を飲み続けるのか。

「もちろん、治ればお薬はいらなくなります」

「それはどうやってわかるんですか？」

「私がお顔を拝見して、お話を伺って、ああもう大丈夫だなというときがきたら、お知らせします」

穏やかな先生が毅然とした表情でいってくれた。やれやれ、私の壊れたてんてんは、ようやく預かって修理してくれる人がみつかったのだ。この先生に任せて、とにかくのんびりと治療を続けよう。

帰り道は安心したのか食欲が旺盛になり、ユウコさんと二人で日本橋の三越でふかひれ煮込みつゆそばなる豪華なランチを食べて帰った。

自宅に戻って夫に報告すると、ほんとうに嬉しそうな顔をした。

「もう死ぬかもなんていっちゃダメだよ」と夫が真剣な目で私を見つめる。

「えー、何いってんのよ。私、死にたいなんていったこと一度もないじゃない」

驚いて私は夫を見返す。

「忘れちゃったの？　ミヨコはこの一年くらい、毎晩、もうすぐ死にそうな気がするとか、もし私が死んだら誰にも知らせないで密葬にしてねとか、死んでも、後悔することはないわとか、とにかく毎日、死ぬ事ばかり口走っていたじゃないか」

そういわれるとたしかに、うつ病の薬を飲み始める前は、死がひたひたと近くまで押し寄せている感じがした。心臓麻痺《まひ》か脳溢血《のういっけつ》か肺ガンか、とにかく不治の病に襲われると信じ込んでいた。

「それにさ、最後の頃さ、ほら救急車を呼ぶ三週間くらい前からかな。誰かが呪いをかけているなんて奇妙なことをいい始めて、ボクはほんとうに心配したよ」

「ああ、あれね」

私は肩をすくめた。そういえばすっかり忘れていた。

以前、取材をした九州に住む老女から昨年の秋頃に突然、電話があった。何をどう勘違いしたのか、老女は取材の見返りに莫大なお金をもらえると思い込んでいたらしい。

もちろん、私も、彼女を私に紹介してくれた人も、取材の謝礼などを払うつもりはまったくなかった。それがわかると老女はひどく立腹して私に電話を掛けてきて、二時間ほど私を罵《ののし》り続けた。

そんな電話は途中で切ってしまってもよかったのだが、私に彼女を紹介してくれた人に迷惑を掛けてはいけないと思い、ずっと我慢して罵詈雑言《ばりぞうごん》を聞いた。怒鳴り散らしたら老女も少しは気がすんだのか、それからは電話はなかった。

ところが、その後しばらくして、私は左の胸のあたりがきりきりと痛むようになった。理由は不明だが、夜中になると胸の痛さで目が覚める。そんなある晩、九州の老女が白髪を振り乱して藁人形に釘《くぎ》を打ち込んでいる夢を見た。藁人形には私の名前を書いた紙が貼ってあった。

起きたときは、びっしょりと汗をかいていた。心臓がとくとくと音がするほどの動悸がした。

夫にその夢を話したら、一笑に付された。「何をいってんだよ、今どき丑の刻参りなんてする奴がいるかよ」と笑われた。

「そうよね、バカみたい」と一緒に笑いながらも、私は夜になると、その老女の顔が暗闇にぼうっと浮かんでみえて背筋がぞっとした。

どんな人にも訪れる危機

そうだ、うつ病だと判明する一ヵ月ほど前から私の精神状態はおかしかったのだ。

うつ病だと診断されたとき、「違います。絶対に違います」と私は医師に向かって叫んだ。「私は自殺したいなんて思ったことは一度もありません。家族にも親族にも自殺した人はいません」と大見得を切ったけれど、もしもあのまま病院へ行かなかったら、私は次第に精神的に追い詰められて自殺したかもしれない。今になるとそう思う。

かつて自殺未遂をした人と話したことがある。若くて健康で生活の不自由もないのにどうして死にたいの？　と質問したら、その人は答えたものである。

「死にたいんじゃありません。生きていられないから死ぬんです」

その意味が今なら私も理解できる。去年の十二月は自分が生きていける自信をほとんど失いかけていた。あのままいけば自殺もあり得ただろう。

そんなとき人間は、幻覚も見るし幻聴も聞く。正確な状況判断ができなくなる。

私を苦しめたさまざまな身体の不調は、今は影を潜めている。なぜそこまで自分が追い詰められたのかもまったくわからないが、とにかく伊藤美紀先生と巡り会えたのだから、焦らずに、のんびりとこれからも治療に専念する以外にない。

工藤の一族には自殺した人はいないはずだと信じていた幼い頃、自殺の二文字はまさに非現実的な存在だった。祖母の叔父が自殺したのも、はるか遠い昔の伝説のように聞こえた。

そのまま私は大人になって、自分は身体は弱いけれど、精神は健康だと思っていた。

だが、昨年うつ病であることが判明して、それからの日々をこうして振り返ってみると、あらためて自分の生命を自分で守れない危機は、どんな人にでも訪れるのだと思い知った。その証拠に、私は気づかぬまま自殺の海流に足を取られていた。

先にそれを察知した身体のほうが信号を発してくれたから、なんとか生き延びることができた。渦巻く激流から、私を救い出してくれたのは、親身になって診察し、治療方法を考えてくれた医師の方たち、そして私の周囲にいる家族や友人たちだった。人間は一人では生きていけないとつくづく思ったのだった。

第五章　ローンが組めない

「恥ずかしい病気」ではないけれど

自分がうつ病であると判明してから、私は半年間は仕事を休んだ。もともと怠惰な性格なので、家でごろごろしていられるのは嬉しくて仕方がなかった。病気ですよ、だから家事も仕事もしなくてもいいでしょという甘えた気分だった。

夫は「結婚して一ヵ月もたたないうちに、ミヨコがいかにトンマで怠け者かということに気づいたが、そのときはすでに手遅れで、あきらめるしかなかったんだなあ」といってため息はついたものの、二十年も連れ添った妻を今さら捨てるわけにもゆかず、辛抱強く面倒をみてくれた。

自分がなんの取り柄もない女であることは、よく承知しているつもりだ。世間では性格は悪いけど美人だとか、どうにも不細工だが、こころが優しいとか、家事はできなくても実家が金持ちだとか、女はたいがい何かしら一つは美点があるといわれる。実際、私の母も非常に我儘《わがまま》な人だったが、情に厚くて愛嬌《あいきょう》があった。

ところが、残念ながら私は容姿も並み以下だし仕事も家事も不得意で、夫の負担になってばかりいる。それを申し訳ないといつも思っていたのだが、うつ病発覚を機会に「病気なんだもの、しょうがないじゃない」と居直れるようになって、いたって快適な日々だった。

この私の居直りの最大の被害者が夫だったことはいうまでもない。しかし、とにかく結婚というのは、あらゆる不測の事態に対応していかなければならないものだ。夫が病気で障害がある身体になったなら、私には介護する覚悟がある。だからまあ、お互い様だと思っていたし、夫に対して必要以上に卑屈にもならなかった。その気持ちは実のところ今も変わってはいない。

あれは発病して三ヵ月ほどたった頃だった。ぐずぐずと昼寝をしながら考えていた。さて、私は自分がうつ病である事実を世間に公表するべきなのだろうか。といっても別に有名人ではないから、大袈裟《おおげさ》に闘病を告白するわけではない。

そうではなくて、自分の親戚、知人、友人、そして仕事先に、私は現在、体調を崩しているのだが、それはうつ病だからですと伝えたほうがよいのだろうかという意味だ。夫や親しい友人に相談したら、そんな余計なことはいわないでおいたほうがよいとアドバイスされた。

しかし、うつ病は別に恥ずかしい病気ではない。というか、病気はなんであれ恥ずかしいものではないし、生命にかかわる病気なら、周囲の人たちを心配させるが、夫がいうところの「おつむの病気、つまり、てんてんの病気」ならば、さして隠す必要もないだろうというのが私の判断だった。

偏見にさらされて

しかし、結果的にいうと、この考えは甘かった。てんてんが病気という事実は、普通の人にとってはかなり不気味であり、社会的にも信用されなくなるらしい。

しかも、うつ病患者はそんな自分を受容できなくなる場合が多々ある。自分で自分の存在を肯定できなかったら、我が手で人生の幕引きを考えるしかない。そこまで追い詰められる患者もいるなどとは、まさか思いもつかなかった。

もちろん、初めは楽観的だった。体力は確実に快復していた。気力も充実してきた。

私が「実はうつ病なの」というと、友人たちはニヤニヤ笑って、「今流行りの新型でしょ」と決めつける。

それは過去に「仕事はいやだ。仕事を始めると風邪をひくけど、海外旅行に行くと治る」という不埒《ふらち》な発言を繰り返していたので、つまりは我儘病、贅沢病でしょと解釈されるのだ。

前述したが、私の場合は完全に身体が動けなくなって救急車で病院へ運ばれた。三日間ほど全身を検査した後に、これは内科ではなくて精神科だということで、うつ病の薬を処方された。そのジェイゾロフトという薬が劇的に効いて、今は普通の生活が送れるようになっている。

だから私は間違いなく石器時代からあったかもしれない従来型（こんな言葉が正しいかどうか知らないが）のうつ病なんですと力説した。

それでも怪訝そうに首を傾げる人が多かったのは、日頃の行いが悪かったからにちがいない。小学生のときから仮病ばかり使って学校を休む子どもだった報いが、今頃になってやってきた。

考えてみれば、自分は正真正銘のてんてんの病気ですといって歩いているのも奇妙なものだ。いや、私よりも知人たちが不気味に感じただろう。

それを如実《にょじつ》に実感したのは、あるシンクタンクの評議員会の席だった。

私は物書きのためか喋るのが苦手だ。書く行為でしか自己表現ができない。その意味では、社会に適応するのが難しい人間の典型的な例だと思っている。だから人並みに愛国心は持っていると自負するものの、いわゆる政治的な発言や活動は避けてきた。

しかし、昨今の日本を見ていると、黙って引きこもってばかりもいられない気持ちになっていた。そこに五年ほど前に、私がとても尊敬する方たちが理事長、副理事長になって日本の将来を考えるための新しいシンクタンクが設立された。

私は評議員の一人に加えてもらった。およそ無能な評議員ではあったが、そのシンクタンクの会合やシンポジウムだけは、どれほど忙しくても参加するように、心がけていた。

仕事に復帰して四ヵ月ほどした頃だった。年に一回の評議員会が開かれたので、時間を遣《や》り繰《く》りして会場に駆けつけた。

そのすぐ後に、以前から懇意にしている編集者と打ち合わせの予定が入っていた。それはこちらが時間を指定できるものなので、私は評議員会が何時に終わるのかを知りたかった。

そこで事務局に電話をしたところ、「間違いなく午後三時には終わります」と電話に出たYさんが答えた。それでも私はしつこく尋ねた。

「病み上がりだからこそ、途中で退席するような、みっともない真似《まね》は絶対にしたくないのです。理事長や副理事長に対して、失礼なことはできません。時間に余裕をみたほうがよければそうしますが、いかがでしょうか？」

するとYさんが、

「大丈夫です。その後に理事会があるので評議員会は必ず三時に終わります」

と断言する。

それでも念のため三時十五分に迎えの車を手配した。その日は豪雨が予測されていたので、私は電車で会場から次の目的地に辿り着ける自信がなかった。

ところが、案の定といおうか、会議は三時には終わらなかった。これは危ないと察知して、三時十分前くらいにタクシー会社に電話をかけ、車が迎えに来るのを三時半に延ばしてもらった。このときもYさんに確認した。

「どうしましょう？　三時半なら終わりますか？」

彼女は事務局で働いているので、一番よく進行状況を把握していると思ったからだ。

「はい。三時半なら問題ありません」

と自信たっぷりに答えたので、私はすっかりそのつもりでいた。

「やっぱり頭がおかしい」

ところが会議は三時四十分になっても終わらなかった。それ以上長く車を待たせておくわけにもゆかず、途中退席せざるを得ない羽目になった。

うつ病から復帰した後、初めて出席する大事な会議だったので、私としてはきちんと最後まで座っていたかった。議題にも興味があり結論を聞きたかった。だからこそ何度も時間の確認をしたのだ。

私はYさんの無責任な対応に猛烈に腹が立ってきた。

それで、会場を退出するときに彼女にいった。

「こういう失礼なことをしたくないから、あなたに何度も確認したんですよ。必ず三時に終わるといったのは、あなたですよ」

怒気を含んだ私の声は、つい大きくなってしまい、会議室にいた他の人たちの耳にも届いたはずだった。しかし、全員が、凍りついたようにじっと押し黙っていた。無言で哀れみを込めた眼差《まなざ》しを私に向けていた。

その視線は、「この人、やっぱり頭がおかしい」と雄弁に語っているように私の目には映った。あるいは薬の副作用で、通常よりも攻撃的になっていると解釈されたのかもしれない。

とにかく、誰一人として、いい加減な返事をした事務員を咎《とが》めようとはせず、怒っている私を精神病の患者とみなしている空気が、手に取るように伝わってきた。

なるほど、うつ病患者というのは世間からは異常に陰鬱《いんうつ》な人か、その反対に自分の感情をコントロールできず爆発させる人だと思われているのだろう。

だから、ただ普通に怒りを表明しても、病気のせいだと勘違いされる。このとき、なんとも惨《みじ》めな感情に襲われたが、そうした扱いを受けるのがうつ病患者なのだと認識し、それに負けず、絶対に落ち込むのはやめようと自分にいい聞かせた。

たしかに、この頃までは、まだ私も強気だったのだ。相変わらず夫は朝起きると、

「おーい、てんてんは今日も大丈夫かあ?」

などといって笑わせてくれたし、出版社は延期になっていた私の本を、売れないのを承知で刊行してくれた。

「ごめんね、私の本は赤字なのに出してもらって」

と編集者に謝ったら、

「いいえ、ご心配なく。ベストセラーを書いてくださる先生たちがいて、工藤さんの代わりに出版社に利益をもたらしているんですよ。だから赤字はなんとかカバーできます」

と優しい口調でいわれた。

だが、世の中はこんな親切な人ばかりではない。世間の風は想像したより、もっと冷たかった。

後日談になるが、私は結局、シンクタンクの評議員を辞めた。そのシンクタンクの会合

やパーティがあるたびに、Yさんと顔をあわせなければならない。Yさんはあきらかに私をバカにした表情を浮かべるようになった。残念だが、私は体調不良を理由にして辞任届を出した。

ローンを申し込む

ずっと以前からの課題だったのだが、わが家がついに引っ越しをすることを決めたのは平成二十三年の秋だった。

理由はわが家の構造にあった。私たちが住んでいたのは、いわゆるペンシル・ハウスといわれるやつだ。敷地が狭いので、鉛筆みたいに細長い三階建ての家ができる。それを揶《や》揄《ゆ》してペンシル・ハウスと呼ぶということを、私はある不動産屋から聞いて、なるほどと感心した。

若い頃はいいのだが、歳を取ると、だんだん、このペンシル・ハウスが辛くなる。まず大変なのは階段の上り下りである。そして、わが家の寝室は一階にあり、仕事場は三階にあった。うつ病とはわからないまま、体調不良で動けず、ずっと寝室に臥《ふ》せっていたとき、もしも、この瞬間、自分の心臓が止まっても三階で仕事をしている夫とは連絡の取りようがないと気づいた。

これでは、夫婦二人暮らしで、どちらかが寝付いたら大変な事態になる。食事の世話もできない。そこでマンションへの引っ越しを考えたのだが、管理費が高いうえに、予算の範囲内の物件だと狭くて、本の置き場所もない。

二階建ての家をみつけるという条件に譲歩して、ようやく小さい家に買い換える決心がついた。何十軒も売り家を見て歩き、最後にこころが動いたのは建売りの一軒家だった。いかにも若いカップルが好きそうなシンプルモダンの白い家だ。

予算はぎりぎりだったが、こんなモダンでとんがった感じの家にはとても住めないと思って、リフォームをすることにした。

しかしお金が足りない。

そこで不動産屋に相談したら、夫は七十歳、私は六十二歳だが、まだ二人とも現役で働いているので、二人の年収を合わせると、借りたい金額より多くなる。さして問題はないだろうとの答えだった。新築控除があるので、リフォーム費用として借りるよりも家の購入資金としてローンを組んだほうがよいと勧められた。それだと利息がずっと安いからだ。

通常は住宅のローンを組む場合は、不動産屋が紹介してくれる銀行を使う。ただ、現在は銀行によって利息がずいぶん違うので、一番安いところで組めるように、いくつかの銀行に問い合わせをしてみましょうと不動産屋は申し出た。ついては三年分の確定申告書類のコピーを送ってくれという。

夫は七十歳なのでローンは組めないから私が単独で借りることにした。

いわれた書類を提出しようとしていたら、収入の内訳を書いたものも必要だという。どの出版社から、いくら原稿料や印税をもらったかの詳細が記されている書類だ。

そこで、収入の内訳のコピーも用意して不動産屋に聞いたら、少なくとも五行以上の銀行に、それらの書類を送り、一番利息の安い銀行に決めたらどうでしょうと提案された。

初めは気安く「はい」と答えたのだが、後で税理士の先生に注意をされた。

「工藤さん、考えてもごらんなさい。自分の収入の内訳を、なんの縁もない複数の銀行にばら撒《ま》くというのは、きわめて危険です。それは個人情報ですからね」

そういわれて、はっとした。見知らぬ人たちに自分の収入の情報が流れるのは、たしかに不安が残る。

そこで、もう三十年近く取引があり、原稿料の振込み口座もある大手の銀行に申し込むことに決め、住宅ローンの窓口に電話を掛けた。すでに不動産屋からも連絡がいっていたらしく、愛想よく対応してくれた。

借金は、あらたに購入する家の五分の一以下の金額だ。しかも年収より少ない。それを十年か十五年で返すのだから問題はないはずだと思っていた。

もし私が先に死んだとしても、夫が困らないように生命保険にも入っておきたかった。住宅を購入するとき、ローンを組む人のほとんどが、この保険に入る。そうすれば、一家の稼ぎ手が急死しても、ローンの残金は保険でカバーされる。

銀行のローンセンターに行って、説明を受けた後、申請書に書き込むことになった。その中に過去二年の間に病気で入院したことがありますか？　という質問と、現在、投薬治療を受けていますか？　という質問が含まれていた。

私はすでに仕事に復帰していたので、嘘をつく必要はないだろうと思い、正直にうつ病で入院し、現在もジェイゾロフトを服用していると書いた。

銀行との果てしないやりとり

それを見た途端に銀行の担当者の表情が変わった。

彼の説明によると、まず、保険会社は、うつ病患者の申請をはねる場合が多いのだという。それでもローンを組める可能性はあるが、かなり難しいので確約はできないとのことだった。

このときに私の頭に浮かんだのは、ではローンを組めたとしたら、最終的に私が支払う利息はいくらくらいだろうという疑問だった。それを尋ねると、借りる予定の金額のほぼ二分の一に近い利子を最終的には銀行に支払わなければならないという。

そんなに多額の利子を払ってまで、ローンを組むべきか、正直にいって迷ったが、手持ちのお金をすべて使ってしまっては将来、病気になったときなどに困る。

とにかく生命保険に入れなくても、やはりローンを組む方法を選択した。

ところが、その後に銀行が提出するよう要求してきたのは、膨大な数の書類だった。印鑑証明や住民票はもちろん、十年以上前からの確定申告書類のコピー、所得税を払ったという証明書（これは領収書ではなくて税務署にいって証明書をもらってこいといわれた）、他にも無数のリクエストがあったが、詳細は忘れた。

来る日も来る日も私は書類を集めるために奔走した。担当者は「本というのは一冊出すと、いくらくらい儲《もう》かるものなんですか？」と質問してきた。そんなのは本によって千差万別だと答えたら、今度はネットでの確認ではなくて、あなたが本当に、著作を出したという証拠はありますかと聞いてくる。

自著の手持ちなら書庫にすべて揃っているので送りましょうか？　と返答すると、いやそれには及びませんが、と慌てた様子だった。ついには私がかつて講談社ノンフィクション賞をたしかに受賞したという証拠の賞状はあるかと尋ねもした。

とにかく一つの難問が終わると、次の難問を出すといった具合に銀行の要求は続いた。

そこで、私は名案を思いついた。いざというときのために三井住友信託銀行に、今回借りる予定の金額とほぼ同額の定期預金がある。新築の家と、さらにその定期預金を担保に加えれば文句はないだろう。しかも、私はすでに仕事に復帰していて、連載が三本あり、単行本が三ヵ月続けて刊行される予定になっていた。その証明書を各出版社からもらうことも雑作なくできる。

お世話になっている心療内科の伊藤先生も、私が仕事に復帰しているという診断書を書いてくれるといってくださった。それで、この延々と続く書類申請を終わりにしたかった。

ところが、それでも銀行の返事は「ノー」だった。

このときになって、ようやく私は理解した。そうか、そうか、初めから銀行はお金を貸す気はなかったのだ。だから、あれこれ難題をふっかけて時間切れになるのを待っていたのだろう。

別の銀行をさがそうとすると、「銀行さんをお替えになるのはご勝手ですが、そうしていると、もう新しく買うお家の決済の日には間に合いませんよ」と担当者はいった。

つまり、どうやってもうつ病患者は銀行でローンを組めないという仕組みになっているのだろう。

私はまだ幸運な患者だ。歳も歳だし、それなりの蓄えもある。しかし、若い患者はどうするのだろう。うつ病であるというだけでローンを断られていたら、永遠に家など建てられないではないか。それは病気に対する、ひどい差別だ。

結局、税理士の先生と相談してローンを組むのは取り止めにした。有り金をかき集めて新しい家を買った。

現実に打ちのめされて

私はこの時点まで、毎日をなるべく普通に暮らそうと心がけていた。したがって、うつ病に関する書物も読まなかった。ネットで病気について検索もしてみなかった。そうした情報が世間には溢れているのを承知していたが、あまりに多量な情報に惑わされるのを恐れた。

なるべく余計な情報をインプットせずに、ただ今までと同じ生活を送りたかった。自分が病気をもう乗り越えたのだという感覚を大切にしたかった。

だが、ここまで露骨に銀行から差別を受けると、さすがに真剣に考えてしまった。私以外のうつ病患者は、いったいどんな生活をしているのだろうか。うつ病になったという事実は、その人たちの人生において、精神的にも物質的にも、どれだけの被害をもたらしたのだろう。

うつ病になったことで、私は自分の生活の質が落ちるはずがないと確信していた。こころの底で「ふん、冗談じゃないわよ。うつ病ごときに私の人生を振り回されてたまるか。なんとしても社会復帰して、今までと同じ日々を過ごそう」と強く念じていた。

しかし、次々と日常に起きる現実によって、自分がいやでも病気を患っている人間であると思い知らされた。銀行のローンに代表される社会的な差別、あるいは良好な関係を築ける医師をみつけるまでの苦労、家庭における微妙な立場、さらには病気そのものが、はたして完治するかという不安。

うつ病患者が直面しなければならないのは、私の想像をはるかに超えた、多くの困難だった。こう書くと、何を甘ったれているのだと批判されるかもしれない。そうした批判は甘受する覚悟で、私は自分以外のうつ病患者に体験談を聞いてみたかった。

うつ病は不思議な世界である。病気と本人のもともとの性格や能力との区別がつけにくい。さらに医者の役割にも大きな個人差がある。

そもそもうつ病とは何か。それを考える前に、まずはうつ病患者の胸の内を聞かせてもらいたかった。

私がうつ病患者を訪ねようと決めた最も大きな動機は、すでに自分が経験した出来事や、これから起きると予想される受難にどう対処したらいいのかを知りたかったからだ。それは私のみならず、他のうつ病患者やその周囲の人々も知りたいことだろうという思いに突き当たったのである。

取材を快諾してくださった方々のほとんどが、異口同音に述べたのは、もしも、自分の体験が、今この瞬間、うつ病と闘っている人たちにとってなんらかの役に立つのなら、とても嬉しいという言葉だった。

そしてうつ病経験者は、再発や薬の副作用、社会の差別に怯え、苦しみ、そこからなんとか立ち上がろうともがいている。それは私も同じだ。

だからこそ、一人でも多くの人々に、うつ病経験者の声を届けたいと思っている。彼らの肉声から、この病気に対する理解を深めてもらえたら、私たちの体験もまた無駄ではなかったといえるだろう。

次章では、うつ病の深い闇に一度は沈んだ患者たちの、ありのままの体験談に、しばらく耳を傾けて頂きたい。

第六章　それぞれの「うつ病放浪記」

「軸足」をすくわれて

うつ病は恐ろしい。なぜなら、それは誰もがかかり得る病気でありながら、患者は社会から受ける差別や偏見に苦しむ。

今、年間三万人前後の人々が自らの尊い命を絶っているのだが、その背後にうつ病が潜むケースは決して少なくない。

特に、このところ注目されているのが、働き盛りの男性の自殺だ。

「Xデーを決めて、遺書まで書きました」と一番苦しかった時期を振り返る山本哲雄さん(仮名)は、自動車メーカーに勤める働き盛りの五十二歳である。

長身でやせ形、ストライプのワイシャツに紺のパンツがよく似合うさわやかな感じの男性だ。

うつ病を発症したのは、特別プロジェクトのリーダーに抜擢《ばってき》された直後だった。「昇進のプレッシャーはもちろんありましたが、やはり軸足をすくわれてしまったことが大きいですね」と、苦しかった年月を振り返る。

山本哲雄さんのケース

昇進プレッシャーと家庭崩壊

うつ病発症の直接のきっかけは、夫婦仲のこじれです。私たちは、決して仲よし夫婦ではなかったけれども、まあそれなりに普通にやってきたと思うんですよ。

でも、三年前に妻の父が亡くなり、義母が「一人では寂しくてたまらない」というので、ちょうど売りに出ていた自宅近くのマンションを、私名義のローンを組んで購入し、義母を呼び寄せたんです。その頃から、夫婦仲は少しずつおかしくなっていきました。

毎月のローン分の金額を、家賃として義母からもらっていたんですが、ある日突然「お父さんが貸した千二百万円を返してくれ」と義母がいい出しました。「〇〇年〇月末日までに一括返済する」と書いた借用証書まで作ってきて、ハンコを押せと迫られたときは驚いて言葉もなかったです。

たしかに私たちは、十五年前に自宅を購入した際、義父から千二百万円借りていました。当初は計画的に返していくつもりだったけれど、子どもの教育費がかかる時期だった事情もあり、なんとなく借りっぱなしになっていたんですね。

ところが、そうこうしているうちに義父が亡くなり、借りていた千二百万円は自動的に義母が債権者になった。それで、「すぐ返せ」といい出したというわけです。

ずいぶん勝手ないいぐさだし、自宅は夫婦共有名義、千二百万円は僕だけじゃなく娘である君の負債でもあるんだから……と思わず漏らしたら、妻が激昂して、激しい口論になりましてね、別れる別れないの話にまで発展しちゃった。それで、別居することになりました。これが結婚二十三年目の秋のことです。

ああ、でもあのとき、本気で別れるつもりはなかったなあ。一ヵ月がたち、二ヵ月が過ぎる頃には、「いつ元に戻ろうか」「そろそろかな」という気持ちになっていました。

そんな矢先です。いきなり自分の預貯金からお金を一銭もおろせなくなってしまいました。いったい何が起きたのかわかりません。驚いて銀行に問い合わせたら、妻の申し立てによって、家庭裁判所の命令で差し押さえになっているとの返事でした。

かなり乱暴な弁護士を付けているような感触が伝わってきました。でもね、まさか別居中に、そんな行動に出るとは想像もしてませんでした。

その夜から、まったく眠れなくなりましてね。いえ、まったくではないのでしょうが、眠りが浅く何度も目覚めて寝ている気がしない。気分がドーンと落ち込み、食欲もなくなり、身体がゾクゾクし震えがとまらなかった。

自分の身体を自分でどうにもコントロールできないという、なんとも不安な気持ちでした。あれは、ほんとうに初めての経験でしたね。

あわてて受診した精神科で、処方してもらったのが、抗不安剤のソラナックス、睡眠導入剤のマイスリー、抗うつ剤のアモキサン、ドグマチールなどです。それらの薬のおかげで、仕事はなんとか続けることができました。

まもなく家裁の調停も始まったのですが、なんというか、回を重ねるにつれてじわじわと気分が滅入っていく。

自分としては「元に戻りたい」と誠意を持って伝えたつもりです。家族こそ、我が人生をかけて守ってきたものだ、ここで失いたくない、これは本音でした。

でも、妻側には全然その気がなかったんです。彼女はこんなにも遠くに行ってしまったのか。もう戻るのは難しいだろうな……。望みなんかこれっぽっちもないのは、相当早い時期に頭ではわかっていたような気がします。でも、こころでは受け入れられなかった。

そのせいなのか、自分が自分じゃないような、幽体離脱しているみたいな不思議な感覚に襲われるようになりました。

自分自身を眺めるもう一人の自分が、「あのとき、ああしておけばよかった、こうしておけばよかった」と悔やみまくるんですよ。まさに、自分が自分に責められているような感じでした。

会社で打ち合わせをしていても、相手をボーッと見つめながら「この人は奥さんがちゃんといて家庭円満なのかな」なんて考えてしまう。

電車で仲のよい家族連れを見ると、「自分もそういうときがあったなあ」なんて思ってしまう。正視したくないものばかりで、あの頃は下を向いてしか街を歩けなかったです。

「ここで休むわけにはいかない」

そんな状態でも、会社を休職するという選択肢は自分の中にありませんでした。就職してから二十六年間、まとまった休みなんて取ったことがなかった。うつを患って休職した部下が三人ほどいましたが、私は彼らとは違う、と思い込んでいました。

リーダーになったばかりだったのも、休職にブレーキをかけていました。ここまで築き上げてきた自分のサラリーマン人生というものを考えても、ここで休むわけにはいかない、と。

結局、どうにも通勤できなくなってしまったのは、別居から八ヵ月目。主治医から診断書が出てもなお、私は休むことに抵抗感がありましたが、動けないのだからしかたがありません。もっと早目に休んでおくべきだった、と思えるのは今だからこそでしょう。

休職期間は、当初一ヵ月の予定が三ヵ月に、さらに六ヵ月に。この頃って、義母の弁護士から千二百万円の借金返済を求められ、妻の弁護士からは離婚するなら千五百万円の慰謝料を出せといわれ……という時期でした。身体は動かないし精神的には不安定なうえ、お金の件でにっちもさっちもいかないというひどい状態でした。

その後、義母への借金は、貯金を取り崩し、不足分はカードローンで借金をして返済しました。一方、離婚問題は、調停の結果、「別居は継続、毎月二十万円の生活費を妻に払う」ということに決まったのです。

つまり私は、月々の借金を返済し、妻へ二十万円を払った後の残りで生活するしかないわけです。当時は「生きていてもしょうがない」ように思え、自分なりにすべてを、つまりこの人生を終わらせるXデーを密かに決めていました。

病気のほうはそれでも少しずつ快方に向かい、約半年の休職期間を経て無事復帰することができました。一応休職前と同じプロジェクトを推進する部署へ戻りました。

とはいっても、休職前に私の手がけていたプロジェクトは、別の人間がリーダーとなり、すでにスタートして軌道に乗っていましたし、あてがわれた役職だって、名ばかりで権限のないポストですよ。

だから、新リーダーの隣にいるだけであまりやる仕事がない。まあ、しいていえば、新しいシステムへの移行にあたり、古いシステムの役目を終わらせるのが業務みたいな感じでした。

なんかね、復帰して半年もするうちにストレスがたまってきてしまったんです。で、一度はやめた抗うつ剤がまた必要になっちゃった。そして、薬を飲んでいるにもかかわらず、仕事を続けることがだんだんしんどくなってきた。再発でした。

二度目の休職に入るとき、主治医の先生とも話したのですが、軸足、つまり、家庭がしっかりしていれば、社内の環境変化にはきっと耐えられたでしょう。でも、家庭が壊れてしまった私には、安心して逃げ込める場所がどこにもなかった。これが再発してしまった大きな要因の一つだと思いますね。

休職中は休養と投薬治療を続けました。以前は効いていたサインバルタの副作用で排尿が困難になり、ジェイゾロフトに替えたけれどあまり効かなくて、さらに切り替えて……、と紆余曲折《うよきょくせつ》はありましたが、半年ほどで再復帰することができました。

仕事を休むのは勇気がいる

今回は、リーダー職を離れて一担当に戻ったので、月十万円の役職手当分の減収です。

あ、ボーナスの金額もリーダーと一担当ではずいぶん違うから、大減収か。しかも、ローンと妻への支払いがあるから経済的にはかなり逼迫《ひっぱく》しています。

でも、精神的にはとても楽になった。精神的なゆとりと収入の両方は選べないという結論なのでしょう。

出世することばかり考えていた頃の自分からは想像もできませんが、最近は責任のあまり問われない気楽な仕事をそこそこやって、それなりに稼げればまあいいかな、という気持ちになっていますね。

出世の道とか家族とか、何にも代えがたいと思って優先してきたものをもぎ取られてしまったわけですが、案外大丈夫でした。

今の気持ちの支えは、趣味のフットサルですかね。主治医の先生にも、体を動かすのはメンタルにいいといわれているので、無理のない範囲でやっています。毎年マスターズの大会にも出ていますよ。仕事を離れて、年齢も性別もバラバラな、肩書に関係なくつきあえる仲間がたくさんできたのは本当によかった。人生が少し豊かになったといえるかな。

五十代って、会社では責任ある立場にあるし、家庭では子どもが受験だったりして重要な時期を迎えているでしょう。だから、ついがんばっちゃって、その結果自分を追い込む方向に行ってしまう。

仕事を休むのは勇気がいりますが、休まなかったら、あとは死を選ぶしかないんです。うつってそういう病気なんでしょうね。

でも、死ぬのはもったいないですよ。うつ病は、時間はかかるけれども治るのですから。がんばりすぎずに、休む勇気を持つことが何よりも大切だと思います。


仕事や職場環境の変化が直接うつの引き金になるケースもある。家電メーカー勤務の立川郁也さん（仮名・五十四歳）のうつ発症は十年前。同業他社へ好条件で迎え入れられるという幸運な転職を果たしたあとだった。

そんな立川さんと待ち合わせたのは、都内のカフェレストランだ。道に迷ってしまった私は、申し訳ないことに五分ほど遅れて到着した。

弾む息を整えながら「お待たせして申し訳ありません」とわびる私に、立川さんは「いやいや、どうも」と笑みを見せた。黒縁めがねにオールバックの穏やかな紳士風の印象にほっとする。

録音機をバッグの中から出すときに、携帯電話の着信ランプが点滅しているのに気がついた。履歴を確認してあっと息を呑《の》む。そこには、この三分間に同一番号から八回もの着信があった記録が残されていたのだ。

「何度もお電話を頂いていたんですね。お話を聞かせて頂く私が先に来てお待ちすべきでしたのに、本当にすみません」

私があわてて謝ると、ばつの悪そうな表情を浮かべた立川さんは、遠くに目をそらせてこう続けた。

「この頃、うつのせいで気が短くなり、すっかりクレーマーになっています。ニュースに腹が立てばテレビ局や新聞社に電話しないではいられないし、購入した商品が気に入らなければメーカーに何かいわないと気がすまないんですよ」

診断された日に即入院

立川郁也さんのケース

転職して、給料もあがり、待遇もよくなったのですけれど、仕事はその分きつかったんです。僕バカだから張り切っちゃって、よせばいいのに毎晩遅くまで残業して、家に帰るのは午前零時すぎ、朝は七時に家を出るという生活を二年間続けたら壊れちゃいました。

うつ病って、「不条理」に負けた瞬間に発症するんじゃないでしょうか。たとえば僕の場合は、大チョンボをした同僚の尻ぬぐいを一生懸命にやったんです。残業、残業で自分もへとへとになっているというのに、他人のフォローのためにがんばった。それで会社は事なきを得たわけですよ。

ところが、その失敗した本人が僕より先に昇進して偉くなっちゃった。これは、まさに不条理でしょう？　サラリーマンをやっている限り、この手の不条理にぶつかるのは避けられません。へへん、と軽く聞き流せる性格なら、きっとうつ病になんかならないのでしょうが。

あのときも、「どうして、昇進するのが僕じゃなくて彼なのか」と、上層部に掛け合いました。陰でグズグズいってもしょうがないと思ったからそうしたんですけど、まあ、人事の決定事項はそう簡単にはくつがえせませんよね。

それで、その不条理を無理に呑み込んだんです。そうしたら、何日も眠れなくなり、食欲がなくなり、激ヤセして、始終イライラするようになった。何をするのもおっくうで会社に行くのが辛くてたまらない。これは絶対おかしいぞと不安になりました。

それで、真っ先に足を運んだのが、たまたま近所にあった有名な精神科のクリニックだったんです。診察室に入って三分たつかたたないかのうちに「はい、うつ病です」とドクターは自信満々で診断をくだし、すぐに抗うつ剤のパキシルとハルシオンを出してくれました。

こんなに短時間でいったい何がわかるんですか？　と聞いたら、「気に入らないなら、他のところへ行きなさい」という言葉が返ってきました。そんなこといわれなくても、僕はよそへ行きますよ。「アンタのところへは二度と来ない」と捨てゼリフを残し、それからは、二軒、三軒と、精神科や心療内科の看板を掲げるクリニックをハシゴしました。

やっとじっくり話を聞いてくれる先生に出会えたのは、四軒目です。事の経緯を話したら、「奥様と一緒に夕方六時に来てください、時間を空けますから」と。そして、本当に六時から九時すぎまでたっぷり話を聞いてくれました。

僕の症状は自分が思っていたよりも重症だったらしく、その場で入院が決定。とりあえず一ヵ月入院し、一度退院したものの、まだ調子が悪いので、さらに三ヵ月。計四ヵ月間の入院でした。

入院中は、電池切れのような状態で、息をするのも憂鬱《ゆううつ》だったです。食事も僕はグターッと座っているだけで、看護師さんにスプーンで食べさせてもらう始末。「お口を開けて」とか「あーん」とか言われてね、その通りにする。スプーンを持ち上げる気力もなかったんですよ。

本当になんにもしなかったな。テレビも見たくないし、新聞なんて読めない。ラジオだけは大丈夫だったのでニュースや音楽は聴いていました。

会社には、入院後一ヵ月で一度退院したときに、状況を話しに行きました。人事の担当は、「あと三ヵ月なら休んでいいですよ」といっていたので、三ヵ月後にのこのこ出かけていったら、「あなたは、もう来なくていいです」と冷淡にいい渡されました。いわゆる解雇というやつですね。

不当解雇で訴えれば勝てたかもしれないけれど、そんなエネルギーがなかった。それで、ああそうですか、と、受け入れることにしました。

ですから、退院後は無職です。もちろん仕事をみつけなくてはいけないんだけど、ムクムク気力がわいてくるなんてことがあるはずもなく、僕がようやく活動を開始したのは、十六ヵ月にわたって支給された健康保険の傷病手当金が切れる頃でした。つまり退院から一年半近く自宅療養して、やっとということになります。

うつ病は「男の更年期障害」

動き出すと決めてからは、ちゃんと就職活動をしました。職務経験も長かったし、英語もまあできたから、似たような業種なら採用してもらうのは比較的簡単でした。でも、そのあとが長続きしないんです。

やっぱり、今度うつ病になったら再起不能だ、という思いがまずあるじゃないですか。だから、超人的な残業など、うつになりかねないような働き方は絶対しないぞ、という覚悟を決めていました。それから、絶対に仕事にのめり込むまい、とか下手なこだわりは捨てようなどと、つまりはいろんなブレーキがかかってしまっていたんです。

ちょっとでもそういう働き方が求められそうだなと察知すると、その会社をあっさりやめてしまうので、今勤めている会社で、五社目になります。

僕がうつ病を発症したのは、四十代の半ばですが、友人たちの中にも同じような経験の持ち主が数人います。そんなうつ仲間とよく話すのが、俺《おれ》たちの病気は男の更年期障害だね、ということ。

四十代の半ば以降って、会社では課長や次長など、管理職になる時期ですよね。重責を担《にな》う立場になるというのに、わが身は身体も頭も若さを失って衰えゆく一方。今まで楽に読めていた本が読めなくなる。さっさとできた仕事ができなくなる。パソコンだってしゃかしゃかできたのに、ちゃっかちゃっかになっちゃう。

以前なら、会社にはそんな自分を保護してくれる上司が、何人か必ずいたものだけれど、年齢とともに上の世代の数はどんどん減り、逆に、自分が部下を守らなくてはいけない地位になります。

今まで上の人が引き受けてくれていた不条理が、全部自分にふりかかってくるわけですよ。さっきもいいましたけど、うつ病って不条理に負けたときに発症することが多いんですよ。ね、そう考えると、この年代のうつ病って、男の更年期障害そのものではありませんか。

だから、これからそういう時期を迎える方に僕が経験者としてアドバイスできるとしたら、やっぱり我慢しちゃいけないよ、ということです。なんだか眠りが浅いな、と感じた時期にすぐ受診していれば、入院するとか、職を失うといったこじらせ方はせずにすんだと思うんですよ。

「世の中の最底辺」に立った気分

それから、自分が飲む薬についてはしっかり調べるようおすすめしたいです。案外無頓《むとん》着《ちゃく》な人が多いのが不思議でなりません。

僕は必ず先生に詳しい説明を求めますよ。なんという薬ですか、どんな効用があり、どんな副作用がありますか。今この状態の自分にどうしてこの薬を処方するのですか。いい先生なら必ず答えてくれる。さらに、図書館に行って詳しく調べあげます。

自分の身に何か不調が起こったときでも、知識があれば、これは〇〇の副作用にちがいないなどと、察することができる。そのほうがただ我慢するよりもずっとしのぎやすいし、決定的に自分に合わない薬についてもいち早く気づけるという利点があります。

それからもうひとつ、いい先生をさがし歩くこと。自分に合う先生に巡り会うまで、あきらめずに精神科をハシゴしてください。

かかりつけの内科の先生がうつの薬を出してくれる場合もありますが、できれば精神科のプロにしっかりみてもらったほうがいいと思います。

うつ病になったことで失ったもの、ですか？　やはり経済的には多くを失っていますね。

会社を退職して、十六ヵ月間傷病手当金をもらったのは、たいへんありがたかったけれど、金額は基本給の六割にすぎません。当然、それでは闘病生活には足りなくて、持っていた定期預金や株をみんな処分しました。

どれも自力で手に入れたものではなく、亡くなった父や祖父が残してくれたものなので、ご先祖様には本当に申し訳なかったと思います。

得たものは……。弱い人の立場がよくわかるようになったことでしょうか。うつ病の入院患者なんて、本人にしてみれば、もう世の中の最底辺ですよ。何もできないですもん。

それまでの僕は上場企業に勤めて、経済的にも困らなかったし、このままそこそこやっていけば子会社の重役ぐらいになれるかな、と考えていました。でもそういうところからどん底に落ちてみて、弱い人の痛みが少しわかるようになりました。

それからうつ病に対する偏見を持つ人がどれだけ多いかにも気づかされました。求職活動のときに書く履歴書には、「うつ病で自宅療養していた」なんて絶対に書きません。

その代わりに僕は「父親の介護で休んでいた」と書く。これまでそうやって偽って就職先をみつけてきました。ウソをつかないと仕事に就けない社会なんて、絶対おかしいですよ。

でも、そのおかしさにだって、自分がうつ病にならなかったら気づけなかったでしょう。こんなふうに体験者がインタビューに答えたりする事が、偏見を少しでもなくすことにつながるといいなあと思いますね。

男性並みにバリバリ仕事をこなす女性がうつ病の深みにはまってしまうケースも少なくない。都内のティールームで待ち合わせた久保田麻美さん（仮名・三十七歳）は、聡明そうな瞳ときりっとした口元が印象的な美しい女性だ。

得意な韓国語を生かせる場所を求めて貿易会社へ転職を希望し、採用されたのが二十八歳のときだった。希望通りの職種につき、収入を大きく増やすなど、キャリアアップに成功したものの、仕事は残業が毎月百時間を超えるほどの激務だった。

「たしかにとても大変だったけれど、必死で仕事を覚えながらスキルを身につけていくプロセスには手応《てごた》えがあり、辛いとは思いませんでした。少なくとも……」と、ここまで歯切れ良く明快な口調で話してくれた久保田さんが、突然いいよどんだ。

「……あんなことが起こるまでは」

久保田麻美さんのケース　同僚の自殺未遂が引き金に

私が配属された部署は会社の花形部門で、上昇志向の強い人たちが長時間労働もいとわず働いていました。部署に二十人ほどいる社員はほとんど男性ばかり。残業、休日出勤は当たり前、昼休みもろくにとれず、午後十時前に会社を出るなんて、とても許されない雰囲気の軍隊みたいなところでした。

職場にいた女性は二人だけです。一人は私ですが、もう一人の女性はギラギラしたところを感じさせない穏やかな人で、すぐに仲良くなれたんです。彼女の存在に、私自身とても救われていたと思います。

あの日も夜中の十二時過ぎまで残業をしてから、彼女と連れだって会社を出て、最寄り駅まで一緒に歩き、「じゃあまた明日」と手を振って別れたんです。

ところが翌日、始業時間を一時間過ぎても二時間過ぎても彼女は出社してこなかった。自宅の電話も携帯もつながらず、自宅まで訪ねてみたけれども不在でした。会社は大騒ぎです。

あとになって本人から聞いた話によると、あの日、彼女は自殺するつもりで熱海の錦ヶ浦へ行き、何度も崖から海に飛び込もうとしたそうです。でもどうしても、死ねなかったと。

「私ね、もうどうでもよくなっちゃった。仕事も会社も人間関係も全部いやになっちゃった」

そういって彼女は、突然会社を辞めてしまいました。

前日最後まで彼女と一緒にいたのはまぎれもなくこの私です。なぜ、彼女の苦しみに気づいてあげられなかったんだろう。当時の私は、仕事を覚えるのにまだ夢中な時期で、彼女の辛さを身にしみて感じることができなかったんです。

そんな自分がふがいなくて、彼女に申し訳なくて、自分を責める日が続きました。

その後、彼女の担当していた仕事が私にどんどん回ってくるようになり、仕事に追われ追い込まれていきました。このままじゃいずれダメになる。辞めていった彼女の姿が脳裏をかすめました。

仕事を減らしてください、と係長へ直訴もしたし、その上の上司との面談では泣いて訴えました。でも、なんにも変わらなかった。

死にたくてたまらない

彼女の退職から一年くらいたった頃でしょうか。喜びも悲しみも感じなくなっている自分に気づきました。食事をしても砂をかんでいるようで味がしない。意欲が減退して何もやる気になれない。

それでも、仕事は体が覚え込んでいるので、重い鉛を全身に背負っているような疲労感を覚えながらも、ロボットのように右から左へと流していく日々を、かろうじてこなしていました。

恐ろしかったのは、突然強烈な自殺願望に襲われ、死にたくて死にたくてたまらなくなったときです。このままだと私は早晩、発作的に自殺するだろう。そう確信した私は、その日のうちに診てもらえるクリニックをさがしまくりました。帰りの電車に飛び込んじゃいそうで、不安でたまらなかったからです。

びっくりしたのは、三ヵ月、四ヵ月先まで予約で埋まっているクリニックがいくつもあったことでした。いったいこの世の中、どれだけ病んでいるんだと、こころの中で叫びました。

「うつ病ですね」。駆け込んだクリニックでドクターからそういわれたとき、なんだかひどくほっとしたのをよく覚えています。こんなにしんどいのも自殺願望も病気のせいだったんだと納得しました。

そのドクターに、すぐに休職しなさいといわれ、当初は一ヵ月程度のつもりで休みに入りました。当時、つきあっていた同僚の彼――今の夫ですが――にも「休んでいる間にジムにでも通って、身体をしっかり作ってまた戻ってくるね」なんていって。

でも、休み始めてからが地獄でした。

ジムへ行くどころか、ただ一日中寝ているだけ。一人暮らしだったので食事は毎日彼にとどけてもらい、あまり状態がひどいときは泊まってもらわなければ、どうにもなりませんでした。

処方された薬を飲んでいたから夜は眠れたし、死にたいという切羽詰まった感情は薄らぎました。でも、こんな役立たずは生きていちゃいけないという気持ちがムクムク湧き上がり、自分で自分を責めてしまうのです。

アマゾンの森林が一生懸命光合成をして作ってくれた貴重な酸素を、私みたいに日がな一日ボーッと過ごしている人間が浪費しては申し訳ないと、本気で思っていましたよ。それで、ウッと息を止め、窒息寸前まで吸うまいとしてみたり。今となっては笑い話ですが、当時は真剣でした。

それから、ドクターは私をうつ病だと診断したけれど実は違う。私はただ怠けたいからうつ病のふりをしているだけなのだ、などと考えては自分を責めて落ち込む、これを繰り返していました。

「うつ病になりやすいのは、責任感が強くて真面目な性格の人」とよくうつ病の本に書いてありますよね。そういうものを目にすると、「責任感が強くて真面目」を「融通の利《き》かない頑固者」と読み替え、私がこんな性格だから、うつ病なんかになってしまうんだ。もっと頭の柔らかい軽やかな人間だったら、今みたいな事態にはならなかっただろうし、周りに迷惑をかける事もなかったはず、と考えてしまう。

もう、自分を責める材料なんていくらでもあるわけですよ。というより、自分を責める材料を自ら作り出しているみたいな。

タオルで自ら首を……

パニック発作のような症状にもずいぶん苦しみました。呼吸ができなくなり窒息しそうになる、息ができないほど鼓動が激しくなるなど、自分ではコントロールできない症状に見舞われるのです。

と同時に、激しい絶望感や強烈な自殺願望、自己否定の思いなどが嵐のように襲ってくる。これは猛烈な苦しみを伴うので、気がふれたように泣き叫んだり、暴れたりしました。

こうなるともう頓服《とんぷく》を上限いっぱいまで口に放り込んで薬で抑え付けるか、自然に収まるまで家中を這いずり回ってひたすら耐え抜くか。そのどちらかになります。

あるとき、タオルで首を絞めると、苦しくて意識がそっちに集中するため、胸の苦しさを一瞬忘れられることに気がつきました。で、それ以降は、発作が起こるたびに自分で首を絞めるようになって……。

こうやってお話しすると、へたすると死んじゃうかもしれないことばかり。自分でもよく生きてきたなあと思います。

結局、一ヵ月どころか一年半休職したところで、私は都内にある大学病院の精神科に入院する決心をします。というのも社内規定で休職は二年間までと決まっていて、それ以上長引けば退職しないといけなかったから。あと半年でちゃんと治して復職しなくてはと切実に思っていました。

会社の借り上げマンションに住んでいたので、退職したら親元へ帰らなくてはなりません。親に心配かけたくないという思いも強かったです。だから、自分から希望して入院したのです。

でも、そのときの私の病状って、とても復職どころじゃなかった。入院する前に自分の名前を書きますよね。ペンを持つにも集中力がいるんですが、まずペンが握れない。ようやく手に持ったけれども、久保田の「久」の字がどうしても書けない。これには自分でも驚いてしまって、ここまできちゃったのかと、情けなくて病院の入院受付で号泣しました。

自分で自分を責めてしまう

それでもやはり、入院してよかったんです。半年の入院を経て私はギリギリセーフで復職できたのですから。退院時には身の回りの面倒はすべてできるようになり、本も読めるまでに快復していました。自宅療養だったら絶対間に合わなかったと思います。

また、入院中に、重度のうつ病の患者さんたちを目の当たりにし、自分だけが苦しみのなかにいるかのように思っていた私の意識が、少しほぐれたのも大きな収穫でした。

復職後は、元の部署へ戻りました。仕事はあいかわらずの忙しさでしたが、ラッキーにも理解ある上司に恵まれ、少しずつ勤務時間を増やす形で仕事に慣れていくことができました。

その後、私を気遣ってくれた上司が海外へ転勤してしまい、新人が入って職場の人間関係が変わってきたことなどもあり、またまただんだんに調子が悪くなってしまったんですね。それで、復職から二年後、結婚を前に退職しました。今は専業主婦です。通院中ですが、復職は今のところ考えていません。

私自身もそうでしたが、うつ病って自責の念との闘いだと思うんです。自立できない自分、誰かに迷惑をかけている自分を自分自身が責めてしまう。入院中に出会った重篤なうつ病の患者さんたちも、うつの症状からくるしんどさだけでなく、自立したくてもできないことに悩んでいました。その辛さが、もう少し社会全体にわかってもらえたらいいなあと思います。

うつ病の認知行動療法（自分のものの見方・考え方の癖を自覚して気持ちのバランスをとれるようにする療法）が今、人気なんですが、プラス思考をしましょう、というものが多いですよね。コップに半分水が入っていたら、半分「しか」入っていないではなく半分「も」入っていると考えよう、と。でも、そういわれると、マイナス思考の自分はなんてダメな人間なんだ、と逆に辛くなってしまう。それがうつ病ではないでしょうか。

私は夏目漱石が大好きなんですが、漱石の作品の中に「呑気と見える人々も、心の底を叩いて見ると、どこか悲しい音がする」というフレーズがあります。悲しい音がするままでいいじゃないですか。みんなどこか悲しいんですから。


「精神病は空気感染する」という精神科医の悪い冗談がある。うつ病の家族を看病している側が抑うつ状態になってしまうケースは決して珍しくない。

ホテルのラウンジで待ち合わせた会社員の坂口百合さん（仮名・三十九歳）は、清楚《せいそ》で美しい人だった。うつ病発症は三十三歳のとき。私の目をまっすぐ見据えて坂口さんはこういった。

「私のうつは、別れた恋人からの〝もらいうつ〟なんです」

坂口百合さんのケース

病を受け入れられなくて

八歳年下の彼とは、友人の紹介で知り合いました。第一印象は礼儀正しくきちんとした人というもの。趣味が共通していたので、最初から意気投合しました。

これは後で知ったのですが、彼はうつ病で会社を休職中でした。でも、出会ったときは、うつの安定期で、元気そうに見えました。

後から彼に聞いたところによると、精神科に通って投薬とカウンセリングで状態が安定したため、通院も薬もやめてしまい、眠剤遊びをしたりして過ごしていたときに、私と出会ったそうです。

眠剤遊びというのは、薬物を過剰摂取してラリるもの。治そうともせずそんなことをやっているわけですから、うつ病は当然ながら悪化します。

ですから、四ヵ月の交際期間のうち、彼が元気だったのは最初の一ヵ月だけ。あとはどんどん具合が悪くなっていきました。

二人で会うときは、カラオケや食事、映画など、ごく普通のカップルと同じですよ。でも、彼の病状は悪くなる一方で辛かった。

うまくいっていたか、ですか？　さあ、それはどうでしょう。彼からはしょっちゅう難癖を付けられましたし、よかれと思ってやった行為が裏目に出て彼を追い詰めてしまった部分もあると思います。

彼は伝えたい話がうまく伝えられなくて始終イライラしているようにも見えました。交際四ヵ月目、「これ以上傷つけたくないから、君のためにもう連絡はとらない」という欺瞞《ぎまん》的な、くさい、回りくどい言い方で、私をずたずたに傷つけ、彼は私の前からいなくなってしまったんです。

二人の関係を、突然、スパッと断ち切られたため私はパニックに陥ってしまいました。なぜ？　どうして、私から逃げたの？　実は、思い当たる理由はたくさんありました。私は彼が自殺でもするのではないかと心配でたまらず、彼の後を追いかけまわしていたのです。無事を確認しないではいられなかった。そんな私の行為が煩わしかったのかもしれません。

私が鬱陶《うっとう》しいから、私の前から消えたの？　あなたの病状を悪化させてしまったのは私なの？

答えてくれる人のいないそんな問いを、自分に向けているうちに、私はじわじわと疲弊していきました。罪悪感のかたまりになり、気力も体力も失われていく。

当時私は、派遣社員として働いていましたが、精神的に参ってくるにしたがって、仕事に支障が出てきました。ミスがあまりにも増えてしまい、会社に迷惑をかけたくなくて自分から退職する決断をしました。

体重はじわじわ落ち、何をするのもおっくうになり、気分がふさぎ込んでいきました。でも、自分が病気だと認めたくなかったんですよ。それでズルズル受診を延ばしていました。

幸いなことにいいクリニックがみつかり、ようやく受診したときには、彼と別れてから一年が過ぎていました。

「うつ病です」と診断名がついたわけではありませんが、抗うつ剤のパキシルを処方されたので、私自身は「うつ病」と受け取りました。

出された薬は、パキシルとレンドルミン（睡眠導入剤）とメイラックス（抗不安剤）。このセットが私にはうまくはまったようで、彼と別れて以来、ずっと締め付けられるような胸の痛みに苛《さいな》まれていたのに、ときどきキューンと思い出す程度の痛みへと、次第に変わっていったのです。

投薬治療は三年ほどでほぼ終わり、予防的な処方も含めて二、三年前に完全に薬とは縁が切れました。時間はかかりますが、うつ病は治る病気であると改めて実感することができたように思います。

今も考えるのは、重い荷物を抱えた相手に対して、人は手を差し伸べるべきなのかどうかという問題。

「相手の荷物をあなたが担《かつ》ぐ必要はありませんよ」というのも一つの答えでしょう。でも、「相手の荷物を抱えて生きるのがあなたの業」なのかもしれません。

どうすればいいかなんて、おそらく答えは出ないのでしょう。でも、本当に大切な人だったからこそ、人は悩み傷つく。出ない答えを一生かけて探していく過程が、生きていくということなのかもしれません。


「彼女とは、恋愛をしているつもりだったんです。好意を寄せられているのかな、と思わせるそぶりはたしかにありましたし」と話すのは富田良介さん（仮名・三十三歳）。

富田さんは、国立大学を六年かけて卒業し、就職活動をしないままアルバイト先のディスカウントストアに就職。そこでセクシャルハラスメントの嫌疑をかけられたことが、発症のきっかけだった。

富田良介さんのケース

理不尽な異動、そしてうつ病に

　高校までは見栄っ張りな母親の「自慢の息子」でした。大学も一応母親を喜ばせるだけのランクの大学に現役合格したんですが、そこでぷつっと切れちゃった。ここまで母親の期待に応え続けてきたのだから、もういいだろうという気持ちだったんでしょう。

　それで、大学入学後はまったく勉強せず酒浸りの日々。六年になる頃には――、あ、大学では経済学部でしたが卒業に六年かかっているんです――すでにアル中気味でした。

　はじめて心療内科を受診したのは、大学六年のときで、禁酒のためでした。アルコールの害を調べていたらなんだか怖くなっちゃって、薬の力を借りて禁酒しようと思ったんです。酒を飲むのは、不安感やイライラ感の解消のためじゃないですか。その代わりに、睡眠薬や精神安定剤を飲むと、気持ちが「ほわっ」として、アルコールを飲まずに眠れるんです。このときは百日間くらいかけて禁酒に成功しました。

　大学生活はそんな感じで勉強は全然せず、就職活動もしなかった。それで、学生時代からのアルバイト先に、そのまま就職しました。給料は安いし、残業代はどんなにやっても上限以上出ないし、待遇は全然よくないですよ。

でも、学生時代だらだら過ごしちゃったから、僕なりに、ここで正社員としてがんばろうというビジョンはありました。

入社して三年目くらいからは店長を任されるようになり、勤務ぶりは自分でいうのもなんですが真面目だったと思います。

震災の日の出来事

二〇一一年の二月に、うちの店にアルバイトとして若い女の子が入ってきて、よく話をするようになりました。今となっては真意はわかりませんが、僕に対して気のあるそぶりはあったように思うんですよねえ。

たとえば、僕はあんまり髪型を気にしないほうなんですけど、「髪の毛硬いんだよね」というと、「ヘアワックスを使えばいい」と彼女がすすめてくれたんです。

で、近所のドラッグストアで、店舗のにおい消しを買ってきてもらうついでに、「こないだいってたヘアワックスを買ってきてくれない？」と頼んだら、買ってきてくれて、「どうやって使うの？」と聞いたら、僕の髪に自分からつけてくれたんですよ。まあ、誰に対してもそうする子だったのかもしれないけれども。

それで、三月十一日に地震があったじゃないですか。あの日、遠くから来ている社員がレジの担当だったんですが、家族が心配で帰りたいというから、僕が代わりにレジに入ったんです。

店にはすごい数のお客さんが詰めかけていました。それを見て、彼女も残ってくれるというから——もちろん彼女への好意から残って欲しい気持ちもありましたが——お願いして二人で仕事をしたんです。

夜九時に店を閉めたあとも電車は動いていないし、タクシーも長蛇の列。ビジネスホテルはいっぱい。やむなく外で二人で食事をしているときに、彼女が「こんなときのために従業員の緊急連絡網を作るべきだ」と提案したんですね。だから、その流れでどさくさに紛れた感じで電話番号を聞きました。

そうこうするうちに電車が動き出したので、改札まで彼女を送り、彼女は無事に帰宅しました。その日は、ただそれだけですよ。

翌日だったかな、殺人的な忙しさのなか、彼女が僕の頼んだことをやっていなかったから、「ちゃんとやってくれないと困るよ！」とちょっと強く叱責《しっせき》してしまったんです。僕も気持ちに余裕がなかったんでしょうね。

そしたら、彼女がふてくされちゃって、以後、僕を完全に無視するようになった。

その数日後です。課長が突然現れて「富田さん、異動です」「えっ、なぜですか？」「セクハラです。何か心当たりはありませんか?」と。

いや、思いあたるフシがないわけじゃないですけれども。でも、僕は恋愛をしていたつもりだったんです。だからすごいショックでした。

それから、真面目に働いてきた僕の言い分をいっさい聞かずに、一方的に処分する会社のやり方にも猛烈に腹が立ちました。

徹底的に打ちのめされるって、ああいう状態をいうのでしょうね。とにかく落ち込みました。やりきれなくて、やりきれなくて、酒を買いに走ってしまい、また飲むようになっちゃいました。でも、これは自分でも無理もないと思うなあ。

翌日、さっそく異動先の店舗で挨拶したら、なんというか、こう、全従業員が一斉に引いてるみたいだった。そうか、「セクハラで飛ばされてきたやつ」って噂が立つと、こういう目で見られるのかと思い知りました。

それでも、最初の一、二週間は、前向きでしたよ。がんばろう、ここで売り上げを伸ばして、見直させてやろう、と思ってましたから。

でも、だんだん疲れがたまって、そのうち椅子から立ち上がれなくなりました。あの棚がガラガラだ、商品を出さなきゃ、と思うのですが、体がどうにも動かない。朝も起きられなくなり、開店時間前に店に辿りつけない日がどんどん増えてきて。

それで、医師にうつ病の診断書を書いてもらい、とにかく一ヵ月間休むことにしました。「休んだあと戻りにくいかな」とか、「降格になるのは確実だな」等々、いろいろな思いが去来しましたが、僕なんて、セクハラで訴えられるわ、うつ病の診断書出すわで、もうこの会社では死んだようなもんですよ。出世は、もはや望めない。そう思ったら、完全に開き直れた。失うものがないのって最強です。

一ヵ月休んだ後、出社したら思った通り降格になり、別の店に飛ばされましたが、僕はもう動じない。

復職前に、実は転職も考えて何度かハローワークへ行きました。でも、将来辞めるにしても、ここで壊した体はここで給料をもらいながら治してやろう、転職するなら体調を整えていい条件でしよう、と考え直したんです。

とにかくここしばらくは、しぶとく、図太く、開き直って生きていく。セクハラ疑惑とうつ病が僕に残したものって、なんだかすごく大きかった気がするなあ。

ふんわりとカールされたセミロングのヘア、少しふっくらした体に柔らかいワンピースをまとった尾崎有子さん（仮名・四十二歳）はおっとりとした印象の女性だ。

「私はうつ病には絶対にならないタイプだと、ずっと思っていました。だから発症したときは、信じられなくて」

尾崎有子さんのケース　うつ病で二日間動けなかった

「うつは心の風邪」とか「誰もがなり得る病気です」などとよく聞きますよね。それなのに私は、自分だけはなるはずがない、と高をくくっていました。

職場には不満もないし、たとえ不満があったとしてもいえる性格なので、目下ストレスゼロ。私には無縁の病気だろう、と考えていたのです。

ところがそうじゃなかった。あれは三年前の夏の日の午後、三時から会議があるからといわれて、資料を急いでまとめていたのですが、その会議が急にとりやめになりました。時間が空いたなと思い、じゃあ次に何をしようかな、と思っていたら、なんとなく心がざわざわと落ち着かなくなり、ものすごく悲しい気持ちがあふれてきたんです。

別に悲しい出来事があったわけでもないのに、なんでだろう。疲れているのかもしれないから、今日はちょっと早く帰ろう。そう思って、その日は残業をせずに、家に帰りました。

自宅の玄関を入ると、すぐのところに小さなキッチンがあり、座椅子のような大きめのソファーが置いてあります。そこにごろっと横になった私は、なんと二日間そこから動けなかったんです。

真夏だったので、エアコンのスイッチを入れ、何度かトイレに立ち、水を飲みました。それから、会社に欠勤の連絡をするためにメールを打ちました。

やったのはそれだけでした。あとは、顔も洗わない、テレビもつけない、何も食べない。そばにベッドがあるのに、夜になってもソファーに転がったまま。完全に電池切れ状態です。

二日後に、ああ、なんか気持ち悪い、体を洗いたいと思って、のろのろとお風呂の準備をしながら、私どうしちゃったんだろう、と考えました。

もしかして、うつ？　私が？　まさかね。打ち消しながらも、うつ病じゃなかったらいったいなんの病気だろう？　と考えてしまって。だって、普通の状態でないのはたしかでしたから。

それで、ネットで、家から歩いて行ける心療内科をさがして予約を取りました。それから、会社に連絡をして、まだ取っていなかった夏休みをそのまま続けて取らせてもらうように頼みました。その間にゆっくり休み、通院もして、必要ならお薬を出してもらおうと思っていました。

五日ほど休んで出勤したときは、すっかり快復し、ウソみたいに元気でした。心療内科のドクターも、ゆっくり休めば大丈夫でしょうという診断で、抗うつ剤は処方されなかったし、やっぱり疲れがたまっていただけだったんだな、とほっと一安心。

ところが、その日のお昼頃、あのときと同じように突然猛烈な悲しみに襲われました。私はトイレに駆け込んで大泣きしました。

これはダメだ。そう思って、その日は早退したんです。そして、翌日から、会社に行けなくなってしまった。もうびっくりですよ、本当にびっくり。私の人生にこういうことが起こるなんて。

家族とのすれ違い

契約社員だった私は長期の休職がとれないので、そのまま仕事を辞める以外道はありませんでした。健康保険の傷病手当金が一年間くらい出るので、それをもらいながらゆっくり治していけばいい、当初はそんなふうに考えていました。

症状はときどき襲われる理由のない悲しみ、それから、本がまったく読めなくなるほどの集中力の欠如、加えて、寝付きの悪さ。ジタバタしてもしかたがないので、とにかくじっくり治そう、とそんな気持ちでいました。

まだ、最初に受診した心療内科のクリニックに通い続けてましたね。ドクターは「うつ病です」とはいわなかったけれど、処方される薬には抗うつ剤が入っていました。それから、睡眠薬、安定剤、抗不安剤、漢方薬がいくつか。

薬が効いている感じは……、あまりありませんでしたねえ。でも、やめたら、またあの猛烈な悲しみに襲われるような気がして飲み続けました。

一人暮らしをしていたアパートの契約更新の時期に、アパートを引き払って埼玉県にある実家に身を寄せました。ところが、どうやっても母と意思の疎通がうまくいかなかったんです。

悪い人じゃないんですけれど、「なんでこんな病気になったの」とか「どうしてこんなことができないの」とか「〜だからダメなんじゃないの」などという言葉を、悪気なしに口にする人なんですね。こちらも弱っているだけに、一緒にいるとヘロヘロになっちゃうんです。

それで、今は実家を出て都内で一人暮らしをしています。通院しながら無理なくできる仕事をさがしているところです。

うつ病って謎です。こういうことをしたらなるというものでもなければ、こうすれば治るというものでもない。症状はさまざまだし、薬の効き目も人によってものすごく違う。あいまいでつかみがたい謎の病気という感じがします。

何事においても、因果関係を調べて、効率よく最短距離で攻略したいと考えるタイプの私にとっては、うつ病はなんともアプローチしにくい病気です。

これまでずっと大切にしてきたのは、やりたいことに力一杯取り組み、結果を出すという充実感でした。

でも、うつ病患者はそういうがんばり方をしてはいけないそうです。私には、あの充実感を得る喜びは二度と訪れないと思うと、なんだかとっても寂しいですね。

私はまた、前の私に戻れるのでしょうか。うつ病になったのは、何か意味があるのでしょうか。その答えをさがしながらうつ病に負けないで生きていきたいと思います。

第七章　命を諦め始める季節

自ら命を絶つ人たち

川端康成が自殺した日のことを、私は今でもよく憶えている。

昭和四十七年の四月だった。逗子《ずし》の仕事場で亡くなっているのを発見されたというニュースが流れた。

この四年前に川端はノーベル文学賞を受賞している。それが重圧だったのだろうかというコメントが新聞紙上に載っていた。

ちょうどそのとき、私の祖母の工藤ヤスがわが家に泊まりに来ていた。祖母と母は、あまり仲のよい親子ではなかったようだが、それでも年に何回かは祖母が両国から表参道にあるわが家を訪ねて長逗留《とうりゅう》した。

川端の死を報じる新聞を前に、祖母がつぶやいた。

「まあ、まだ若いのに、もったいないねえ」

それを聞いた二十二歳の私は、そうか祖母のようなおばあさんから見ると、七十二歳でも早死にと感じるのかと意外だった。

正直なところ、もう七十二歳だったら、もったいないことはないじゃないかと思っていたのだ。ただ、そんな、もったいなくもない歳になって、なぜ功成り名を遂げた作家が、自分で自分の命を絶つような行為をしたのか不思議ではあった。

今頃になって気がついたのだが、祖母は川端と同じ明治三十二年の生まれだった。だからこそ、あんな言葉が口に出たのだろう。息子夫婦と孫に囲まれて、平凡だが幸せに暮らす祖母にしてみたら、同年齢の作家の自殺はまったく不可解だったにちがいない。

それから十五年以上が過ぎた頃だった。田宮虎彦という作家が七十六歳で投身自殺をしたという記事が新聞に載った。

またしても「へえー」と思った。どうしてこんな歳になって自殺なんかするのだろう。病気のため執筆ができなくなったのを苦にしての自殺だったらしい。

しかし、もし病気が原因だとしたら、自殺をしなくても、やがて死ぬだろう。命は燃え尽きる。それまで、静かに待てなかったのだろうか。私はすでに三十代の半ばを過ぎていたのだが、それでも老年になって自死を選ぶ人の気持ちがさっぱり理解できなかった。

そして今、六十三歳になって初めて、ああそういうことだったのかと、老人の自殺の意味がわかった。

多くの高齢者が自殺をする時代になった。彼らはなにも死にたくて死ぬのではない。そうではなくて、この先も生きてゆくのに自信を失っていたのだろう。乱暴な推理かもしれないが、あの人たちはうつ病の一種だったのではないか。自覚がないままうつ病を悪化させてしまった結果ではないだろうか。

さしてこの世に未練はない

私はこれまでの生涯で、自殺をしたいと考えたことは一度もない。反対に長生きをしたいと切望している。

その反面、うつ病と診断されて以来、死が怖くなくなった。たとえば、あと半年の命だといわれても、「まあ、いいか」と聞き流せる。

人間はいつか死ぬのだから。そして還暦を過ぎたら、身体に故障が出るのは当たり前だ。死に至る病を得たとしても、あまり文句はいえない。それが運命なのだとしたら、仕方がないではないか。そんなふうに人生を捉えるようになった。

気がつけば、生命に対する執着が、ひどく薄くなっている。もし、半年後に、あなたが死ぬとしたら、それまでに何がしたいですかという雑誌のアンケートに、私は「普通に暮らすだけです」と答えた。そんな言葉しか思いつかなかった。

だが、この消極的な姿勢は、なんだかよくないような気がし始めた。以前は、死ぬ前にあそこだけは行きたい、あれだけは食べたい、これだけは書きたい、といったことが山ほどあったのに、今は、願望というものが希薄だ。

いささか極端な言い方かもしれないが、もしも天災や事故で死ぬとしても、さしてこの世に未練はないと感じる。

もちろん、わが身を有名な作家と比べるつもりは毛頭ない。文学者には人生に対する高《こう》邁《まい》な理想と、深い絶望があったのかもしれない。私はそんな境地とは、かけ離れたところに立っている。ただ、こんなごく凡庸な自分でも、生への執着が薄まっていくプロセスで、うつ病が引き金となって自殺に至る可能性が、実感として理解できるようになった。

そして、ふと、現在のこの気持ちを、そのまま転がしてゆくと、なんだか自殺まで、あと数歩の至近距離にいるのではないかという思いが、胸をよぎる。

たまたま、特に急いで自殺をするような場面に遭遇していないために、最後の数歩を踏みとどまって生きているに過ぎない。さらに、必ずしも自殺とはいえなくとも、天命を自分の手で決める人々はたくさんいる。安楽死や生命維持装置の拒否、孤独死などは、生命の終焉《しゅうえん》における、ある意思を感じさせる。

こうした、うっすらと纏わりつく寿命への諦めのような感覚を持ち続けたまま、うつ病と共存しているのが今の私だ。

自分自身への疑問

そこで首をひねる。はて、自分はまだ闘病中なのだろうかという問題だ。

うつ病の薬であるジェイゾロフトは、毎日二錠ずつ服用している。月に一回は、伊藤美紀先生に診察してもらうために、神田医院へ行く。その意味では、まだ闘病中といえるだろう。

しかし、自分がうつ病だと医師にいわれたときから、頑《かたく》なに守っていることが、一つだけある。それは、うつ病について書かれた本を読まないということだ。ネットで検索して調べたりもしない。

なぜなら、うつ病は他の病気と少し違うように思えるからだ。どこが違うのかと問われたら、うまく説明ができそうにもないのだが、たとえば、これが乳ガンだったら、あるいは脳梗塞《のうこうそく》だったら、私はその病気に関するあらゆる情報をかき集めようとするだろう。そして治療法を模索するだろう。

西洋医学のみならず、漢方や民間療法も調べたい。可能性があると見込める治療は、なんでもかたっぱしから試してみたい。

ところが、うつ病にその必要はないのではないか。いや、むしろ知識を詰め込むのは危険ではないかと思っている。

あくまで私の素人考えなのだが、うつ病の患者は、信頼できる医師の言葉にしたがって、気長に治療を続ける以外に、生き延びる方法がないようなのだ。

だから、とにかく今は、自分がどこかとんでもない場所に連れていかれないように、じっと前方を見つめて歩いている。

それでも、やっぱり知りたいのは、うつ病という病気の正体だ。そこで、私がもっとも信頼している伊藤美紀先生に、あれこれ頭の中にひっかかっている疑問について質問させてもらう機会を作って頂いた。

当初予定していたより長くなってしまったのだが、先生の言葉から、ずいぶんさまざまな疑問を解決する糸口を頂いたので、ここに紹介してみたい。

まずは、うつ病には、どんな治療が有効なのか、そのへんから尋ねてみた。

私はまだ、投薬治療を続けている。しかし、カウンセリングという方法はどうなのか。それに付随して、よく認知行動療法という言葉も耳にする。そもそも、専門家にとって治療とはどういう位置づけになっているのか。患者は何を期待しているのか、医師は何を指針として治療にあたっているのか、そのあたりから、このインタビューは始まった。

うつ病をめぐる主治医との対話

伊藤　カウンセリングというのは、うつがある程度よくなった頃、「じゃあ、困難にぶつかったときに、どうやって解決していこうか」といった具合に、ある程度の課題を与えて一緒に考えていく、みたいなところがあるので、うつでパワーがない状態では無理です。うつ病がよくなったあとに、「では、再発しないためにカウンセリングしましょうね」なんてことはするんですけど、急性期（激しい症状が出ているとき）にカウンセリングはできませんね。

私が治療としてやるのは、「支持的精神療法」と呼ばれる精神療法です。自分に対してネガティブになっちゃう方だとか、自責的な方が多いので、「あなたががってきたこと、考えてきたことは間違ってないから、それでいいんですよ」という保証と安心を与えるような、そういう話をするんです。

患者さんは、「今までこうだったんですよ」とか、「ここで私は躓《つまず》いちゃった」とか、「こうすればよかった」みたいなお話しされます。そういうところで、「間違ってないんですよ」って伝える。

ものすごくざっくりいえば、「結果としてはこうだけれども、仕方なかったんですよ」という話をするのが、支持的精神療法。うつで一番しんどいときは、お話や訴えを聞いて差し上げて、大丈夫だよって安心を与えてあげることが必要なんです。

工藤 その際に薬も処方するわけですね？

伊藤 もちろん薬も処方します。私は結構大胆に使うほうなので、「しっかりガッツリ飲んでください」って伝えますね。チョロチョロ中途半端に使うのはよくないと考えています。

患者さんの中には、「副作用が怖い」とおっしゃる方がいらっしゃいますけど、「指示どおり飲んでくれればまず大丈夫だし、死ぬことはありませんよ」というお話をして、しっかり飲んでもらうんです。そのほうが早く解決しますから。

うつが遷延化《せんえんか》している（長引いている）方の中には、少量の中途半端な薬をダラダラ飲んでる方がいっぱいいるものですから、「増やすと怖い」みたいな思い込みがあるようですが。

工藤 患者さんからしっかりお話を聞くとなると、先生は診療時間中は結構お忙しいんじゃないですか？

伊藤　そうですね、あまり時間は取れないですが。ただ、患者さんが、今日はいつもとお顔つきも違うし、お元気がないな、というときは、少し時間を取って差し上げます。

でも、いつもと変わらないというときは、「この調子でいいんですよ」みたいなことをお伝えするにとどめる場合もあります。だから、診察が十分程度で終わる日もありますし、三十分以上かける日もあります。

ちなみに、患者さんがうつで死にたいと感じているときは、どんどん介入して、とにかく死なないようにします。これを「危機介入」といいます。

死にたい思いを否定しない

工藤　でも先生、患者が本気で「死にたい」といってるのか、脅かすためにいってるのかわかりますか？
伊藤　まだ、たいして経験はないんですけれども、だいたいわかります。「ちょっと今日は、危ないな」という感じがあるときは、特別に時間を割いてお話をすることがあります。死なない約束を取り付けるまで、こっちも粘るわけです。
工藤　なるほど。それで、約束というのは実際に効果があるものなんですか？
伊藤　死についてふれないよりも、逆に表立って「死にたい」ということをどんどん言語化して頂いて、感情も表出して頂く。そのほうが、本人はさっぱりするんです。

こちらも、変にオブラートに包んで話をするより、さらけ出してもらったほうがいいですし、さらけ出したあと本人が、「何か、もういいかな」なんて思っちゃう場合もあるみたいです。

死ぬこと、たとえば自殺したいとか、そういうふうに思うのは、うつの方には結構多いんですけど、さっきと同じで、「そう思うこと自体は間違ってないんだよ」「死にたくもなるよね、こんなに辛いとねえ」ってことは共感してあげなきゃいけない。

私がよくいうのは、「すごくわかるけど、でも、まだできることがあるはずだし、私もお手伝いできるはずだから、それまではなんとかやっていきましょう。手を尽くして、いろいろやってダメだったら死ぬことを考えてもいいんじゃないかしら」って、そういうふうに伝えるんです。

そうしたら本人は、「あ、じゃあ、死んでもいいんだ。辛かったら放棄してもいいけど、でも、まだ今はダメなんだな」っていう気持ちになってくださるんです。

工藤　つまり、どちらかというと、先生が聞き役にまわるというわけですか?

伊藤　そうなんです。ただ、適宜アドバイス的なものを入れて差し上げることもあります。患者さんの場合、一方的に喋ってそれで終わりではなくて、「どうしたらいいのか」

という答えを、ある程度さがしていらっしゃるから。
もっとも、私たち医師が、医学部であるとか精神科の医局で学んできたこと、教えてもらってきたことは、「とりあえず聞きなさい」という内容でした。あるいは、「聞き役に徹しなさい。余計なことはいわない」という教育が今でも一般的なのかもしれないです。私なんか、お喋りですけど。
話しかけるときには、その方に応じて、今はこれが一番適切だな、という答えを直接いうときもあります。考える力が疲弊している、あるいは、ないときには、「こうしなさいね」なんていって差し上げる場合もあります。あと一歩で力が出そうかなという方には、ヒントを与えるようなことを伝えたりもします。

工藤　よく、精神科っていうのはマニュアルがないと聞きます。たしかにそうかなあと思いますね。

伊藤　マニュアルはあるんですけれども、個々の医師のさじ加減の部分がかなり大きいです。生身の人間のこころを扱ってますから。

工藤　であれば、向き不向きも出てくるでしょうね。

伊藤　向き不向き……。向き不向きというよりも、上の先生からいわれるのは、「最終的にはセンスが大事だよ」ということですね。いくら一生懸命勉強しても、センスの部分が重要なんですよ。だから、「センスを磨きなさい」という教育をずっと受けてきました。

つまり、自分の周りの狭い世界の人たちだけが人間じゃないんですよ、という経験を積むことですね。仕事の枠を越えて、いろんな人に好奇心を持って接しないと、センスは養われないと思います。

工藤 私は北里研究所病院で「うつ病」と診断されたとき、先生から「(うつ病になった) 理由はわからなくていい」といわれました。でも、本人としては、すごく理由が気になるんですが。

伊藤 知りたいですよねえ。

工藤 「理由はわからなくていい」とは、どういう意味なんですか?

伊藤 どういう意味、というよりも、「理由がないうつ」と「理由があるうつ」があるんですよ。

実はうつ病って、大半は明確な理由がないんです。たとえば誰かと死別したとか、とてもショッキングなことがあったとか、天災に遭ったとか、そういう明らかな理由があってうつになるというのは、本当に少ないんですね。

理由はないけれども、何かうつになっちゃった、っていうパターンが多いんです。だから、北里の先生はそういう言い方をされたんじゃないかなと思います。おそらく、いろいろ繙《ひもと》いてみても、「ここだ。これが理由だ」っていうものには突き当たらないかもしれませんね。

もちろん、工藤さんの場合、更年期というのは一つの要因であったかもしれません。お忙しくされてたり、いろんなストレスを抱えておられたりしたけれども、でも、それは原因ではないと思います。

もっとも、引き金にはなったかもしれません。更年期やストレスでズーッと弱ってきて、何かがあって発症した、ということはあるんでしょうけど、確実にこれという原因は、はっきりいってわかりません。

うつ病にもタイプがある

工藤　昔、精神科のお医者様に、「普段できてることができなくなるのが、うつ病ですよ」と伺った記憶があります。サラリーマンだったら会社に行けなくなるとか。

そのときに思ったのは、ずっと家にいる主婦は、どうなんだろう、と。やらなきゃいけない家事は山ほどありますけど、調子が悪ければ休んでもいいわけでしょう？　私も含めて、いわゆる普通の主婦は、うつ病に気づかないままでいるのかもしれないな、と思ったりするんですが。

伊藤　そうかもしれませんね。

工藤　だから、気がつくのが遅くなるんじゃないでしょうか。私も病院に行って精密検査を受けても結局わからなくて、最後は救急車で病院に運ばれて、診断されましたから。つまり、主婦の場合って、なんとなく具合が悪くてズルズル……っていう人が多いんじゃないですか？

伊藤　更年期から更年期以降の方っていうのは、そのタイプが多いです。

一言で「うつ病」といっても、いろんなタイプがあるんですよ。「悲哀型」といって、悲しい、憂鬱、もう生きてるのも辛いっていうようなタイプの方、これは比較的若い方が多い。

それから、「不安焦燥型」。些細《ささい》なことでやたらとイラつくんです。これは、働き盛りのサラリーマンの方に多い。

このタイプは、落ち込んだりはしないんです。仕事もやれるんだけど、些細なことでイライラ、イライラしちゃう。不安でこころがせかせかしてしまいますから。明確にはいえませんが、このタイプは男性が多いかもしれないですね。

工藤　年齢はいろいろですか？

伊藤　そうですね。それから、更年期からそれ以降の方に多いのが「疲弊型」。疲れちゃうんです。別に気分が沈み込むわけでもないけど、「何かしんどいなあ。なぜかできない。あれ？」みたいな感じです。「歳のせいかしら」と思うから、わからないんです。そういうタイプの方って、意外に笑ったりもするんですよ。笑えるんで、わかりにくいかもしれませんね。工藤さんも、そのタイプだったのかもしれません。

工藤　今にして思えばそうですね。

オーバードーズ（大量摂取）する患者たち

工藤　ところで先生、私の周囲には、「薬が怖い」という方が多いんです。今は、薬に関するネガティブな記事とか本とかが、ものすごく多いんです。病院でめちゃくちゃに薬を出されるとか。でも、お医者さんがそんなにいっぱい「飲め！」なんて、指示を出すはずがないと思うんです。

伊藤　処方が過剰になれば保険点数として認められず、報酬が出ません。すると赤字になってしまいますので、無茶な処方はしませんよ。

工藤　ただ、薬をもらった患者が、めちゃくちゃに飲んじゃうケースはあるんじゃないですか？

伊藤　それはあります。薬を出すときにご説明はするんですけど、それでも「たくさん飲めば早くよくなる」って、皆さん思っちゃうんですよ。「一錠からゆっくり増やしましょうね」とか、話はするんですけれどもね。「早く、早く」と気が急《せ》くのか、「先生、勝手に二錠飲んじゃいました」なんて、次に病院に来たときにおっしゃる方もいて……。

あるいは患者さんに、「まだお薬あるでしょう」っていうと、「もうないんです」。「どうしたの」って訊《き》くと、「たくさん飲んじゃいました」っておっしゃる方も多いです。薬物依存ではないんですが、治りたいという焦りからそんなことをしてしまう方もいらっしゃるんです。

工藤　やっぱりそうですか。

伊藤　ええ。工藤さんも、実際に飲まれてるからわかると思いますけど、抗うつ薬なんて、すぐには効きませんよね。だから焦っちゃって、一錠が二錠、二錠が三錠って増やしちゃう。結局たくさん飲んじゃって、想定外のいろんな副作用が出てくる、ということなんです。その部分だけがマスコミに取り上げられて、「薬物の害」という話になっているような気がします。

工藤　私は、うつ病ほど自分でケアに気をつけなきゃいけない病気もめずらしいんじゃないかと、よく思います。たとえば下痢や風邪なら、処方される薬もだいたい同じですよね。

伊藤　どこも同じような治療をしますのでね。

工藤　ところがうつ病の場合は、本当に伊藤先生に運よくたどり着いたという感じなんです。以前、取材に協力してくれた患者さんたちも、薬を自分でよく調べて飲みなさいといってましたけど、それがすごく重要なポイントかな、という気がしてるんです。

伊藤　ただ、うつで力が出ない、元気がないときにそれをするのは、とっても大変なんです。苦痛なんですよ。

工藤　私の場合は外に出られてました。でも、知り合いのAさんは、とにかく引きこもって、ほとんど部屋から出てこなくなったんです。

もちろん、私にも外に出られないときはありました。ただ、とにかくいい主治医をさがさなきゃと思って焦ってましたから、積極的に精神科や心療内科を訪ね歩いたんです。

それから、ジェイゾロフトという薬が劇的に効いたお陰もあると思います。でも元気になったあとに、またちょっと、うつが戻ってきたりして、「あ、自分が思うほど簡単には完治しないんだな」と気づきました。

伊藤　そうですね。おそらく最初に元気になったのは、ご自身のお力ではなくて、薬が持ち上げてくれたんだろうと思います。だいたい皆さん、そこで「完治した」と勘違いされて、「あ、治った、もういいや」って病院に来なくなって、治療が終わっちゃうんですよ。

治療からドロップアウトするのはなぜか

工藤　さきほど申し上げたAさんも、投薬治療を始めたら、極端に明るくなりすぎちゃって、ご家族や友人が心配してました。本人にはなかなかいいにくいんですけど、妙に明るくなっちゃってね。

伊藤　反動があるんです。皆さん元気になってくると、「ようやく元気になってきたから、今までできなかったぶんを取り返さなきゃ」ってがんばっちゃうんですね。「あれもしなきゃ、これもしなきゃ」ってやってしまうから、うつが戻ってくる。つまり、強迫的に「何かやらなきゃ」っていう気持ちになるんです。そこでがんばっちゃうから、結局ぶり返して「あれ？　治ったと思ってたのに、なんで？」っていうことになる。

工藤　うつ病というのは、他の病気のようにいつ頃治るのか、といった見通しが立ちませんね。

伊藤　そうですね。実は見通しが立たなくはないんですけれども、立てようとして、まだ治療が終わってないのに焦っちゃうから、そういう思いにとらわれるのかもしれないです。「まだ、治療は続いてますよ」って説明するんですけど、元気になって、普段しているることが八割九割できれば、皆さん「普通の生活ができるから、治った」と錯覚されてしまう。そして外来受診もドロップアウトして来なくなっちゃうんです。
　私はいつもいうんですね。「治りましたけど、でも、まだときどきお顔を見せてくださいね」とか、「再発することもありますから、その兆《きざ》しをきちんとみつけて、根こそぎやります。地固めまできちんと責任持って治療しますから来てくださいね」って。でも、ドロップアウトされる方は……。

工藤　多いですよね。私が先生にご紹介した方も、たった二ヵ月くらいで、「もう治ったから」とおっしゃって、やめちゃいましたよね。

伊藤　精神科とか心療内科なんかに行きたくない、早く縁を切りたいという心理もあるんです。

工藤　サラリーマンだと、心療内科に通ってると公言するのはリスキーな面もあるんでしょう？

伊藤　まだまだリスキーなんです。

工藤　出世に響くと聞いています。全部会社に伝わってしまうらしいですね。

伊藤　そうなんですよ。

工藤　だから病院に行きにくいですよね。健康保険を使わないならいいけど、保険を使った時点で、会社にはうつだとわかっちゃいますよね。

伊藤　わかっちゃいます。そうなんです。

工藤　そんなに心配して、自分の心身を犠牲にしたって、サラリーマンが生涯もらえるお金なんてたいして変わらないし、出世しても定年退職すればみんな一緒だと私なんかは実感してるんですが、それでも仕事を休めないという方、多いですか？

伊藤　仕事はそうですね。うつになった方には、「まず仕事を休みましょう」というんですけどね。すると、「休めません」。休んじゃうと、もちろん出世にも響くんだけども、ご自身が不安になっちゃう。置いていかれる不安ですね。だから、休まないんです。

結局、競争の波の中でがんばっちゃって、疲れ切って、うつがずっと治らない状態という方が多いですね。「休んでくださいね」といって病気の診断書を書いても、使わない方も多いです。

これは昔からそうです。今でこそうつ病って、こうやって口に出して話題にできる時代ですけれども、昔は本当に秘密にしなきゃいけないような疾患でしたので。

だから、絶対に会社にばれちゃいけないし、具合が悪いのを隠してがんばらなきゃいけない、という心理が働くわけです。

医者が「休みなさいね」といっても、「休むことで何か勘ぐられても困る」というのがモーレツ社員ですよね。その時代はそうでしたけど、今でもそういう傾向はありますね。

休んだら、出世に影響するのみならず、たとえば給料も減ったりしますけど、それだけではなくて、何か自分が不安になっちゃうんです。社会から孤立してしまうんじゃないか、という不安感です。

ですので、皆さんといろいろ話をして、「じゃあ、あなたの人生にとって何が一番大事なの？　仕事なの？」って訊くと、「いや、仕事ではないんだけれど」「じゃあ、家族なの？」「家族ではないんだけど、なんなんだろうね」っていう事になる。そういう方はわからないんです。男性の中には「仕事をしていれば安心」という方が多いです。

うつは身体の病気でもある

工藤　さきほどのAさんのように、部屋から出ないというケースは結構あるんですか？

伊藤　ありますね。

工藤　その場合は、どうやって病院に連れていくんですか？

伊藤　そうですねえ。ご家族が引っ張ってくるときもありますね。

工藤　奥さんが大変ですね。

伊藤　ご自身で、「病気じゃないのかな。ダメだな」って思って来て頂くのが、一番いいんでしょうけれども、ご本人にはわからないですね。「なんなんだろう、これは。とりあえず外には出られないし、怖いし。でも、これじゃあいけない。だけど、どうしようもない」と感じながら、それでも勇気を振り絞って出てくるというふうになってしまいますね。

工藤　突然そういう状態になるんですか？

伊藤　突然なる場合もありますし、予兆がある場合もあります。朝起きたら急に、「何か、会社に行けない」ってなっちゃうケースもありますね。

もちろん、予兆はあったはずなんですけど、ご本人も周りも気づいてない。ズーッとたまってきたものが、ある日マックスになって、それが弾《はじ》けちゃうんですよ。そうすると、会社に行けなくなって動けなくなり、お部屋に引きこもっちゃって。そこで困った家族が引っ張ってくるというケースもありますね。

工藤　よくわからないんですけども、私は、うつ病と風邪が似てるかなという気がしてたんです。風邪をひいた状態が延々続いたので。微熱、寒い、何かゾクゾクする、頭が痛いとか。そういう方は多いですか？

伊藤　うつの方でいきなり心療内科や精神科にいらっしゃる方は稀なんです。自律神経のいろいろな症状が出てきて、一見風邪に似ている症状もあれば、お腹が痛くなることもあったりするので、「これは身体の病気じゃないかな？」と考えて、内科とか外科とかいろんな科を回ってこられる患者さんもいます。

でも、検査をしても何も異常が出ない。おかしい。でも、どう見ても熱があるし、具合も悪いし、ご飯も食べられない。内臓の病気じゃないのかな、と思い始めるんですが、調べても調べても、何も出てこないんですね。それであるとき、「これは精神的なものだ」とわかって、ようやく最後にたどり着くのが心療内科であったり、精神科だったりするんです。

うつ病は身体の病気なんだともいえますね。いきなり落ち込むとか、辛いとかっていうパターンもあるんですが、最初は身体の症状が出て、なんだかくたびれちゃうという方が多いんです。

「風邪ひいたのかなあ」「こじらせちゃったのかな。風邪薬飲んでもよくならないし」から始まって、巡り巡って精神科に来るというパターンも多いんですよ。

ですから、もちろん抗うつ薬を処方するんだけれども、「頭が痛い」なんておっしゃれば、頭痛薬も一緒に処方します。そういう方は、気のせいではなく本当に痛いんです。

よく「精神的なものは気の持ちよう」っていいますが、そうじゃないんですよ。だから頭痛薬を差し上げるし、お熱があれば解熱剤《げねつざい》も差し上げるし。お腹が痛ければお腹の薬も出すんですね。

工藤　やっぱりそうなんですね。ところで、うつ病って若いといくつぐらいから発症するものなんですか？

伊藤　病院を受診した方のデータに限られますが、いろんな症例報告があります。最近では「子どもでもなる」といわれてるんです。

今はお受験なんかがあったりして、小学校の低学年から塾に通ったり、子どもなりにストレスがいっぱいありますよね。そのためか、いわゆる大人でいうところの典型的なうつ病の症状ではないんだけれども、どうやら、これはうつ病じゃないのかな、っていう症状を呈する子どももいっぱい見受けられます。エネルギーが低下するとか、外で遊ばなくなっちゃったとか、本当に些細な症状のこともあります。

教室で座って授業が受けられなくなって、最初は「何か発達の問題でもあるんじゃないでしょうか」なんていって、連れてこられるケースもあるんです。

よくよく話を聞いてみると、以前はそんなことはなかったけれども、ある時期を境に、お友達と遊ばなくなったり、授業も受けられなくなった、と親御さんがおっしゃる。子どもだから、なかなか自分の状態を言語化できないんですけれども、うつ病なのかな、なんて思う症例には出くわすことがあります。

ある程度ご本人が「これはうつ病じゃないか」と認識するようになるのは二十歳過ぎて

から。でも、実際にお子さんで、「これは間違いなくうつでしょうね」なんてケースにも、出会ったことはあります。

昔は辛かった薬の副作用

工藤　上はいくつぐらいまで発症するものでしょうか？

伊藤　上は死ぬまで起こりますよ。お歳を召してから、今までなんでもなかったのに急に、というケースもあります。老いてくると、身体が弱ってきたり、死への恐怖も出てきます。そこで自分の人生を振り返って、「なんだったんだろう」って思ってしまう。そんな、きちんと落とし前をつけていらっしゃらなかった方が、ふと虚《むな》しくなって、そういうときにうつを発症することもあります。

九十代の方が罹《かか》ったケースもありますよ。八十代までとてもお元気に、社交的にされてた方です。家族は「認知症じゃないか」と思っちゃうんですけど、検査をすると、意外としっかりしている。で、よくよく拝見したら、うつ病だったっていうケースもあります。ですから、うつ病というのは全年代で起こると考えて頂いていいのかもしれません。

ただ、さっきタイプのお話をしましたけど、うつの症状の出方にはいろんなタイプがあるので、すぐにうつ病だってわからなかったりもします。もちろん、世代によっても違ってきます。ですので、「本当にうつなのかなあ」っていうケースもあるかもしれませんけど、どの世代でもいろんな形、いろんな症状でうつは起こり得るんじゃないかなと思います。

工藤　ところで先生、今はうつ病の薬もどんどん研究が進んでいるそうですが。

伊藤　進んできましたね。ここ十年ぐらいで、本当に変わってきました。昔はいわゆる三環系抗うつ薬とか四環系抗うつ薬などが使われていたんですが、そういうお薬は、のどが渇く、めまいがする、フラフラする、眠いといった副作用だらけのお薬でした。

私が医者になった頃は、そういうお薬しかなくて、ただでさえしんどい思いをしているうつ病の方に「飲んでたらそのうち治るから、副作用しんどいけど、がんばりなさいね」っていわなきゃいけない時代があったんです。「先生、勘弁してください。うつより辛いから飲みたくないです」なんておっしゃってた患者さんもいたほどです。「信じて飲めば、必ずよくなるから、なんとか耐えてね」って励ました時代もありました。

けれども、本当にここ十年ぐらいでＳＳＲＩやＳＮＲＩといった、新しい世代の抗うつ薬ができて、めざましく発展してきました。

こうした薬は、副作用が出るには出るんですが、初期に軽い消化器症状が出る程度で、「これなら、飲みながらどうにか日常生活が送れるかな」というくらいなんです。

しかも、効くのが早くなりました。二〜三週間で手応えが感じられます。従来の三環系、四環系のお薬だと、効いてくるのに一ヵ月、二ヵ月かかりました。その間、副作用と闘うことになるので、薬が効く前に辛くて自殺しちゃう方もいたぐらいなんです。

工藤　じゃあ、うつ病だからといって、そんなに悲観する必要はないんですね。

伊藤　そうですね。ならない人も、もちろんいらっしゃるけれども、誰でもなり得る病気ですから。十五人に一人は一生のうちにうつ病になる、ともいわれています。

ただ、臨床現場にいると、もっと多いんじゃないかなって感じます。なんとなく誤魔化して、「うつじゃないんだ」って自分にいい聞かせてがんばっちゃう、そういう方も、多分いらっしゃると思います。

工藤　お薬というのは、患者さんによって向いてる薬と向いてない薬があるものですか？

伊藤　あります。もちろん、症状を見ながら、この症状があるからこの薬にしましょうっていうルールは——マニュアルというほどではありませんが——あります。

力を抜くことも大事

工藤　うつ病の診断というのは、ひどく難しそうに見えますが？

伊藤　難しい場合もありますけれど、ある程度お話しすればわかります。

私はまず、たとえば「工藤さん」て呼んで、診察室に入ってくるところからもう診察を始めてます。顔つき、歩き方など、まずは第一印象でだいたい病気を当てちゃうんです。私だけじゃなくて、精神科の先生というのは、そういうところがあります。そして、お話を聞いて、キーワードみたいなものを引き出していくんです。それで、「うつなのかな。いや、うつじゃなくて、これは違うんだな」って、考えながら判断をしていきます。ただ、高齢の方になってくると、診断をあまり迷わないですね。典型的なうつ病の症状が出てくるので、一発でわかるんです。

難しいのは、症状がまたがってるようなケースであるとか、あるいは、他の疾患と合併してるケース。そういうのも、もちろんあります。お薬を使ってみて初めてわかる、なんていうこともあるんですよ。抗うつ薬を飲んで頂いたら効いたから、「あ、うつ病だったのね」なんていう具合に。

工藤　うつ病って、几帳面《きちょうめん》な人がなるっていいますけど、本当にそうなんですか？

伊藤　そうでもないですよ。誰でもなる病気なんです。ただ、そういう几帳面であるとか、ずぼらであるという性格が、病気の経過を変えていくことはあります。かなり几帳面で強迫的な方は、治るのに時間がかかったりします。

患者さんには、硬い方が多いですね。もっと力を抜いてもいいのに、と思ってしまうような方ですね。診察室で深呼吸して頂くこともありますよ。ガチガチになっておられるから、「もっと力抜いてゆっくり息をしましょうよ」なんて、そう伝える場合もありますね。「二十四時間ずっとこんな感じなの」って、驚くくらい力が入ってる方もいらっしゃいます。

工藤　その意味では、整体とか、肩こりをほぐしてもらうのもいいみたいですね。

伊藤　そうです。筋肉の力を抜いていくというのは、大事なことなんです。

医師と患者にも相性がある

工藤　私がなぜ、伊藤先生にお会いしてホッとしたかっていうと、お声が明るいんです。暗い人もいらっしゃいますよね。

伊藤　暗いというか、クールな方が多いですよ。

工藤　プライベートと仕事での態度の落差が大きくて、怖いと思った先生もいました。それって防衛本能かもしれませんね。

伊藤　防衛本能もあるでしょうね。ただ、ある程度、患者さんを不安にさせないという意味でクールを装う方もいらっしゃるんです。私はこんな、明るく快活に話す感じですけど（笑）。

悲しそうなお顔をしてたら、少し笑顔で帰って頂ければいいな、こんな笑顔でよければおすそわけしたい、と思ってます。自分がもし、うつになったときに、こういう先生がいいかな、と思うスタイルですね。

工藤　患者によって態度を変えることはあるんですか？

伊藤　もちろん変えます。たとえば、うつの方には少し温かい笑顔を見せてあげます。精神科は疾患によって患者さんへの表情を変えたり、声のトーンも変えますね。

皆さん、緊張されて、ドキドキしながらいらっしゃるんです。「精神科や心療内科は、何か怖いな」とか、「先生にこんなこといわれたらどうしよう」とか、「うまく説明できるかな」などとお考えなんでしょう。

だから、私が比較的フレンドリーに接するのには、「安心してね、信用してね」「治すから、私に任せてね」っていう部分もあるんです。治療に必要な部分ではあるんですよ。

工藤　それから、患者とお医者様との相性ってありますよね。

伊藤　ありますね。相性はあるかもしれない。私の場合は、「先生は、本当に明るくて話しやすいんですよ」なんていってくださる人もいらっしゃれば、逆に「何か、ヘラヘラして気持ち悪い」とおっしゃる人もいますよ。

冗談の一つ、二ついって、ほぐしてあげようかなと思うと、「この先生、大丈夫？」って考えてしまう患者さんもいるようですね。そういう意味での相性はあるし、だからこそ、自分に合う先生をさがしていかなきゃいけないですね。

工藤　話は変わりますが、うつ病で辛かったとき、ああ、主婦っていうのは本当に大変な仕事だなあと思いました。だからこそ、主婦の場合はうつ病を発見するのが難しいし、治すのも難しいのではないでしょうか。

伊藤　そうですね。お勤めの方だったら、「じゃあ、お仕事休んで療養しましょうね」って伝えるんですけど、主婦の方は休めないですから。「休んで。家事しないでね」っていったって、家事をしないとみんながご飯を食べられない。「ご主人にやってもらえばいいじゃない」と提案すると、「いや、遅くまで働いてて、帰ってくるのが遅いから、私がやらなきゃいけない」となる。

工藤　それで奥様ががんばりすぎてうつになっても、だいたい、どこの家も亭主が逃げるんです。ちゃんと向き合おうとしないんですね。遅くまで外をウロウロしていたり。

伊藤　それはよく聞きますね。奥さんのうつと直面したくないからですね。

工藤　でも、それが高じて、私の親しい奥様なんかは、キッチンドリンカーになっちゃったんです。そうすると、ご主人はますます帰らなくなっちゃう。難しいですね。

家族とインターネットの功罪

伊藤　うつを治療するうえでは、家族のサポートってとても重要なんです。なので、「家族療法」といって、ご家族に病院に来て頂いてお話しすることもあります。

逆に、会社の上司などは決して呼びつけたりしません。「自分たちにできることはありませんか」って、勝手に来ることはあるんですけど。

そっとしておいて欲しいんですけどね。守秘義務もありますし、患者さんの話の内容には、身内の方にすらいえない内容もあるぐらいですから、問い合わせの電話では「お話しできません」てお答えするんですが、「会社としてはなんとか復帰してもらいたいし」なんて話になると、「じゃあ、来てください」って伝えて、一般論的な、表面的なご説明をして帰って頂きます。

ご家族については、その方にとってプラスになるような、キーパーソンの方には、ある程度積極的に来て頂く場合もあります。

うつ病であることは本人だけじゃなくて、家族にもきちんと認めて頂きます。でも、うつ病と闘う必要はない。闘わなくていいんです。ただそばにいて、必要なときにサポートができる距離感を保ってください、と伝える。「一緒にがんばるぞ」なんて思っちゃうと、ご家族が大変になりますし、患者さんの負担にもなります。

逆にがんばりすぎて、患者さんにとってマイナスになる家族もいるんです。ご主人に来て頂いて、「奥様はうつです。いろいろサポートして差し上げてくださいね。ちゃんと治りますから」なんていうと、ご主人が次の日、本をいっぱい買い込んで、「俺が治してやるぞ」ぐらいの勢いで一生懸命、勉強を始めちゃう。でも、患者さん本人は、「しんどい」「そっとしておいて」「うるさいよ」という気持ちになってしまうわけです。だから、そこのサポートをどういうふうに認識できてるか、話を聞いて、間違ってたら修正してあげないといけないんです。そういう意味でも、家族療法は必要です。

工藤　うつ病の場合は、ネット上に情報が過剰にありますよね。でも、調べるよりも、本当に信頼のおける先生を一人みつけたほうがいいような気がします。

伊藤　そうなんですよ。私も、「なんでも訊いてください」と、患者さんにいうんですけれども、先にネットで調べてからいらっしゃる方がおられて……。正しい知識が入っていればいいんですけれども、そうじゃない方もいます。

ネットの場合、「今、自分はうつで、こういう治療をしてて……」とブログなどに書く方もおられるんですが、本当にうつだったら書けないと思うんですよ。エネルギーがないですから。

工藤　勘違いもずいぶんありますよね。

伊藤　ですので、本当に自分が感じて、こう思うんだよということは、専門家である私たちに訊いて頂いたほうがいいです。「これはあなたのいう通りよ」と伝える場合もありますし、「違うよ」とは申し上げられないんですけれども、なんとなく修正してあげる必要がある方もいらっしゃるので。

ネットが普及したことによって、「うつ病が身近になった」といったら変ですけど、治療しやすくなったり、病院に行きやすくはなったと思うんです。でも、そういった弊害はありますねえ。

工藤　とにかく諦めないで、自分に合った、自分をちゃんと診てくださる先生をさがして歩くしか、しょうがないと思うんです。

伊藤　一発でいい医者に出会えればいいんですけどね。世間で「いい先生だ」と評判でも、さっき話題に出た相性の問題があるので、どんな名医であっても、自分に合うかどうかはわかりませんから。

あるいは、本当にいい先生でも、人間だから「生理的にダメ」という場合もあるでしょうし。内科の疾患と違って、精神科になると、「生理的にこの人イヤ」というのがはっきり出ますから。

工藤　私の場合は自分が女なので、女性の先生だと、すごく安心感がありました。

伊藤　それもありますよね。逆もそうで、「男の先生のほうがいいわ」なんていう女性もいらっしゃる。好みの問題になるでしょうね。

工藤　薬の話に戻りますが、薬というのは、使ってみて効果がなかったら、別のものを使うという場合もあるんですか？

伊藤　そうですね。基本的には、一つの薬をほとんどマックスまで使います。効かなければ、どんどん服用量を増やしていくということです。増やすだけで、あれこれと薬をグチャグチャ混ぜたりはしません。それで手応えがなければ、これはダメということです。もしくは、途中で副作用が激しいものになってくる。そうすると、「この薬はダメ」という判断をします。

私はせっかちな性格なので、そういう意味ではすぐ諦めて、どんどん次のお薬を処方しちゃいますね。早く治して差し上げたい、というのもあります。「気長にね」なんていいながら、実はお医者さんのほうが焦ってる（笑）。でも、マックスまで使って、「これはもうダメだな」って諦めたものを、また一回りして戻って使うと反応がいいケースもあったりするので、難しいところです。

工藤　ちなみに、会食の席なんかで、一人でもうつ病の方がいたら、わかるんですか？

伊藤　わかります。満員電車なんかに乗ってると、「あ、この人の表情は、そうかなあ」とか。「あなた、うつよ」とはいわないけど、「この人、ずいぶんお疲れだ。うつなのかもしれないなあ」とか、そういうのはわかります。

「外因性」と「内因性」

工藤　では、精神科のお医者様って、自分がうつになったらわかるものなんでしょうか？

伊藤　わかりますよ。うつになっても、ガンになってもわかります。「これはちょっと、普通の胃の状態じゃないな」とか、「この体重の減り方は違うよね」とか。

工藤　うつ病は、人間ドックでは見つかりませんか？

伊藤　「外因性のうつ病」といって、たとえば脳の血管などに問題があってうつ病になるとか、そういうのは脳ドックなんかでみつけることができます。けれども、いわゆる「心因性」とか「内因性」と呼ばれるうつ、これは健康診断ではなかなかみつけられません。

工藤　今、認知行動療法がものすごく流行ってますね。

伊藤　流行ってます。流行ってるとはいっても、実際にはあまり使われてないでしょうけど。そもそも、認知行動療法ができる方が少ないんです。

工藤　どういう方が認知行動療法の対象になるんですか？

伊藤　基本的に、うつ病の患者さんはしないほうがいいです。その人をある意味、否定する部分もありますから。強迫神経症やパニック障害など、神経症系の方は比較的効果が出る方もいらっしゃいます。

工藤　伊藤先生は試されたことがありますか？

伊藤　私が診察の現場でやってるのは、一種の認知行動療法でもあるんです。形式ばったものではないんですけど、さりげなく課題を与えて、「こんなふうにするといいわよね」などとサジェスチョンしながらやるという事自体が、すでに認知行動療法なんです。

たとえば、「今度こういう場面になったら、こんなことができたらいいんでしょうね」なんて、さりげなく伝える。それを皆さん、頭の片隅に置いといて「この前、先生がおっしゃってたんで、ちょっとこういうふうにやってみたんだけど、こうでしたよ」とフィードバックしてくださることがありますから、実は今やっていること自体がそうなのかなと思うんです。

工藤　編集者の人から聞いたのですが、認知行動療法の本でよくあるのは、認知の歪《ゆが》みをみつけるために書き込んでいって、悩みを細分化していって……というようなものだそうですが、そんな大変な本がよく売れるのが不思議なんです。

伊藤　ですよね。やるほうも、それを受け取るお医者さんのほうも、しんどいと思いますよ。でも私も、「余裕があれば、わら半紙でも広告の裏でもいいから、何か書いてね」なんていうんです。「整理がつかないときは、整理をつけようなんて思わなくていいから、とりあえず書きましょうね」「絵でもいいよ、字が書けなかったら」って。

そういうことで、本人なりに整理が進んだりする場合もあります。順序立ててやるのは、難しいですよ。また、やると逆効果になる場合もあります。

でも、「認知行動療法はすごくいい」というイメージで宣伝されてますよね。いきなり「認知行動療法してください」なんて方が外来に来ることもあるんですよ。そんな患者さんでも、最初は「何を困ってらっしゃるの?」みたいな話から始めるんですけどね。

結局、ネットなんかでいろいろといいことが書かれているので、「認知行動療法をすると、変われるのかな」と思ってしまうようですけど、意外と適用範囲は狭いです。それよりも、「あれこれ余計なことを考えないで、薬を飲んで寝る」という、そこが大事ですね。

治療の助けになるものとは

工藤 外で作業して日の光に当たったから治った、という話も聞いたことがありますが。

伊藤 日の光に当たると、「ハッピーホルモン」と呼ばれるセロトニンが増えるんです。だから、太陽には当たったほうがいいんです。でも、増えるといってもほんのわずかですよ。深呼吸しただけでも、ちょっと増えるんです。
それより、その方の場合は、多分外に出て何かをして気が紛れて、グチャグチャ考えなくなったからよかったのかもしれないですね。体を動かすのが苦手な方に「何か外に出て作業しなさい」といえば、逆に苦痛になっちゃいますから。人それぞれですよ。

工藤　たしかに考えすぎるのもよくないですね。案外、自分が気づかないうちに治っちゃう人もいるんじゃないでしょうか？

伊藤　自分の好きなものがある方は治りやすいです。たとえば本を読むのが好きな方であれば、それが助けになるかもしれません。アクティブに過ごすのが好きな方であれば、そっちがいいでしょう。自分の好きなことが何か二つ、三つあればいいんですよ。のめり込みすぎは困るんですけど。

工藤　私、買い物が大好きで（笑）。

伊藤　スカッとしますよね。

工藤　先生もそうですか。嬉しい。

伊藤　本当、服とかいっぱい買っちゃったりすると、気持ちいいけど、自分で、「何か疲れてるなあ」って感じます。

工藤　ところで、ふと思ったのですが、精神科系の病名ってどんどん増えてるような気がするんですけど、どうなんですか？

伊藤　病名は、増えてはいないんです。増えてはいないけれども、世間一般にいろいろ認知されるようになったりして、それで増えてるように見えるだけでしょう。昔からきちんと病気はありましたし。

工藤　発達障害の話とか、あんなに喋れるようになったのは、ここ最近ですものね。

伊藤　ここ最近ですよね。

工藤　昔に比べれば、うつもわりあいと皆さん、カミングアウトして……。

伊藤　してる。昔はうつ病だといえなかったし、私たちも告知できなかった時代があったんです。私の先輩ぐらいの時代だと、症状が全部揃ってて明らかにうつ病でも、「あなたはうつ病ですよ」と伝えられなくて。「自律神経ですね」「失調症ですよ」とか、そういう濁すようなことをいうんです。

で、薬はしっかり出す。今ではネットで調べれば、処方されたのが抗うつ薬だってわかるんですけど、昔はそこまでする方もいませんでしたから、告知せず治療してましたね。

今はすぐに調べがつくぶん、逆に病名を誤魔化しても仕方がないので、きちんと説明して告知するようになりました。統合失調症の場合なんかも、昔は告知しなかったですけど、今はもうバンバンいいます。お薬を出した時点で調べられたら、すぐばれちゃうんですよ。

だから、下手にネットを見て誤解される前に、「あなたは、実はこういう病気で、（その病気は）こうやって起こるんだよ」とか、「こうやって治すんだよ」みたいなことをいっておかないといけません。昔はうつ病も統合失調症も、不治の病みたいに思われてましたけど、薬物療法がすごく発達して、治るようになりましたもの。

工藤　基本的には薬が治療の要《かなめ》なんですね。

伊藤　そうなんです。精神的なものでも、脳の中でいろいろ異変が起こってるわけですから。内臓の病気と同じと考えて頂いていいんですよ。お腹が痛ければお腹の薬を飲むのと同じで、脳の神経の調子がおかしければ薬を飲んで治す。それだけのことなんだけど、精神は特別に見られちゃうんです。

工藤　そういえば先日、電気を流す治療が新聞に出たりしてましたね。

伊藤　一番効くのは薬物療法なんですけど、電気ショック療法は、特異体質でお薬を使えない方だとか、どうしても副作用が出ちゃう方、あとは、お薬がきちんと効かないタイプの方、そういう方に使うことがあります。副作用はないけどお薬が効かないという方は、薬をきちんと飲めてない可能性もあるんですけどね。

ちなみに、「電気ショック」なんて怖そうな言い方をしますけど、麻酔をかけてオペ室ですんですよ。

工藤　実際に効果はあるんですか？

伊藤　あります。あるけれども、一回だけじゃダメなので、何回も繰り返して行います。

工藤　なんか、聞いてると怖そうですけど。

伊藤　そうですね。でも安全ですよ。麻酔科の先生が、ずっとモニタリングをしながら横についてくださいますから。しかも、昔のそれと違って、眠ってる間に終わりますので。

工藤　それじゃあ、体験取材してもあんまり原稿のネタにはならないでしょうから、私は遠慮しておきます（笑）。

第八章　本当に大切なもの

生き延びるということ

結局は、死にたくないということだ。伊藤美紀先生からうつ病治療に関するお話を伺った後の感想だった。

なんだ、なんだ、そういうことなのだ。うつ病と診断されてから、一年半近くなるのに、自分が恐れているものの正体が、ずっとわからなかった。

ときどき、過去にさまざまな人から聞いた言葉がよみがえる。

たとえば、うつ病というのは完治しないものだと断言した精神科医がいた。まだ私に、自分がうつ病だという自覚がなかった頃だ。

完治しない病気というのは、どんなものなんだろうと、ぼんやり考えてみたが、想像がつかなかった。陰鬱なこころの状態がずっと続くのは辛いだろうなと思った。

その他、過去三十年くらいの間に、うつ病で自殺した人の噂を何度か耳にした。とにかくネガティブなイメージが先行していただけに、さて、これからこの病気を抱えてどう生きようか、ずっと考えあぐねていた。

だが、今ならある程度の対策を立てられるような気がする。大事なのは、とにかく生き延びることだ。うつ病で死ぬ人はいないが、うつ病で自殺する人はたくさんいる。そんな事態だけは避けたい。誰だって避けたいけれど、いともやすやすと足をすくわれるのがうつ病患者ではないだろうか。

さて、足をすくわれないためには、何が大切なのか。私なりに考えたサバイバルの方法を記しておきたい。

自分の立ち位置を変える

その前に明記したいのだが、うつ病だけは自己責任で、よい医師をみつけなければならない。また、薬の服用に関しても、信頼できる医師にとことん相談して最善の使用方法を自分で模索するべきだ。自分の感覚による、自分の判断を迫られる場面が多いのだが、冷静に対処すれば、恐れるに足りない。常識を働かせることが、最も大切だ。

私自身、病気そのものに関する知識も乏《とぼ》しく、治療の専門家でもない。他のうつ病患者の役に立つようなアドバイスができるのかと問われれば不安はある。

しかし、とにかく自分がうつ病と判明してから、なんとか社会復帰したいと願って懸命に闘ってきたのだけは事実だ。試行錯誤の末にみつけたいくつかのコツは、案外誰かの役に立つかもしれない。

ただし、多分、私が理解しているのは、中高年あるいは老人のうつ病患者の気持ちだろう。若い人のうつ病は、まったく違った症状らしい。

中高年に属する私は、うつ病によって今までは予想もしなかった価値観の転換を迫られ、結果的にはこれまでの生き方のすべてを見直さざるを得なかった。

そうした経験を通してたどり着いたのは、自分の立ち位置を思い切って変えるという解決方法だった。その結果として、うつ病患者でも、ある程度、快適な日常生活を送れるということを身をもって知った。

大切なのは日常生活の質だ。特にうつ病患者の場合は、生活を楽しめなかったら、生きている甲斐《かい》がないと感じ、こんなに苦しい思いをしてまで生きていなければいけないのかと苛立《いらだ》つ。苦悩や焦りが強まって、さらに自分を追い詰めてしまうケースがよくある。

しかし、考えてみると、実は病気が自分を追い詰めているのではなく、自分が自分を追い詰めているのだ。こうでなければ、生きている意味はないという思い込みを誰もが抱えている。その思い込みを一度、すべて肩からおろしてみると、人生はずいぶん楽になるはずだ。

人間にとって絶対に必要なものはたしかにあるのだが、それは自分が考えるほど多くはない。

うつ病を生き抜くための六ヵ条

その一　しょせん自分はたいした人間ではないということに気づいたほうがいい。

若い頃は、どんなに調子が悪くて、疲れていても、自分さえがんばれば、危機なんてなんとか乗り越えられると高を括っていた。それくらいの能力を自分は備えているという自負だ。今にして思うと、なんと傲慢《ごうまん》で不注意だったのだろう。私の場合、そうした無理な行為の積み重ねが、やがて更年期障害につながり、うつ病を発症させたのだろう。

人間というのは不思議な動物で、必ず、こころのどこかで、自分は他人より優れた資質を備えているという強い思い込みがある。

「たしかに私は美人ではない。でも仕事だったら、あの人に負けない」「俺は出世は遅れているが、部下には慕われている」「お金はないけど、友人は多い」「酒癖は悪いけど、愛嬌がある」等々、自分の欠点を認めつつも、この部分に関しては、なかなかのものだという密かな誇りを胸中に隠している。

しかし、ほんとうに自分はそんなに他人より優れた人間なのだろうか。もう一度、よく考えてみる必要がある。

たとえば、同僚が自分よりはやく出世したとする。当然、腹が立つ。猛烈に不快だ。そのため会社に辞表を叩きつけた人を何人も知っている。

夫の浮気が原因でうつ病になった女性も知っている。あんな女になぜ手を出したのかと激昂して夫を非難していた。いわれてみれば、浮気の相手は妻より年上で、不美人だった。それでも、彼女の夫は家庭を捨て「なんの取り柄もない、あんな女」と妻が罵った、その女と再婚した。

私が不思議だったのは、何を根拠にして、同僚や夫の浮気相手より自分のほうが勝《まさ》っていると断じられるのだろうという事だった。

つまり、会社は有能だと評価する人材を昇進させる権利がある。また、夫も妻も、どうしてもパートナーと一緒に暮らせないと感じたら離婚する権利がある。パートナーを妻や夫として家庭内で同居するのを許せるかどうかは、個人の判断だ。

相手の行為には、相手にとっての必然がある。自分ほど素晴らしい人間をなぜ正当に処遇しないのかと詰問《きつもん》されても、相手は困るだろう。

世の中に対する不満とは、往々にして自分の自分に対する評価と、世間の自分に対する評価との落差から生まれる。

この落差があるからこそ、人間はなんとかそれを埋めようと懸命になって努力をする。努力をする姿勢は尊いが、理由もなく自分の能力を信じて、他人にもそれを認めるよう強要するのをやめたら、人生はずっと生きやすくなるだろう。

うつ病になって初めて、私は考えてみた。はて、今まで自分は主婦として、あるいは作家として、他人様に誇れるような業績をあげただろうか。悔しいけれど、たいした成果は残していない。でも、それでよいではないか。自分以外の人間は、だいたいは自分より何か優れた能力を持っていると思っていれば、世間に対する憤《いきどお》りはなくなる。そのほうが気楽に生きることができる。

人生における努力を放棄してしまい、何もするなというのではない。ただ、やたらと他人と自分を比較して、競争心を燃やすのはやめようというのである。

もし、どうしても比べて成果を確かめたかったら、今の自分と昔の自分を比較してみたらどうだろう。昔より、一つでもよい部分をみつけられたら嬉しいし、昔の自分を肯定できれば、今の自分とも仲よくなれる。また、昔の自分より今の自分が悪くなっていると思ったら、謙虚に反省して自分の欠点を認める。

自分に対しての過大評価をやめた時点から、人間は日々の歩みの足取りがずっと軽やかになることはたしかだ。

その二　仕事だけに人生のすべてを賭ける生活はもうやめよう。

すでに述べたように、うつ病の定義とは、今までできたことができなくなる状態だ。学生なら、朝起きて学校へ通えなくなる。サラリーマンなら会社へ行けない。主婦なら家事が辛くて食事の支度もできない。

逆にいうと、多少、気持ちが落ち込んでいても、普通に通勤や通学を続けていられる限り、うつ病とはいえない。

うつ病になって一番困ったのは、仕事をどうするかという問題だった。いっそすっぱり廃業してしまおうか。救急車で北里研究所病院に運ばれたときは、原稿などまったく書けない状態だった。復帰できる可能性があるかどうかすら疑問だった。

半年ほど休んでから、おそるおそる簡単なエッセーや書評を書いてみた。なんとか書けた。しかし、時間がかかる。以前の半分の馬力もない。すぐに疲弊して、仕事に集中できるのは一時間がせいぜいだ。

常に頭の片隅に陣取っているのは、「もし再発したらどうしよう」という恐怖だ。無理に仕事を続けて再発するくらいなら、その前にやめる決断をしたほうが仕事先にも迷惑をかけないですむ。

悩んでいたら、夫にいわれた。

「別に心配しなくても、あなたが書けなくなっても、困る人は誰もいないよ。余人をもって代えがたいような仕事をしているなら別だけど、そうではない。仕事先はあなたの新作なんか待ってはいないと思うよ。あなたが書けないとわかった時点で、すぐにも他の書き手をさがすよ。だから、悩まないで、やってみたらいいじゃないか」

そういわれて気づいた。一流の作家ならいざ知らず、私のように月並みな物書きは、自分で心配しなくても、やがて仕事を続けるべきかどうかの答えは出る。つまり、出版社から原稿の依頼が来なくなったら、自然に仕事をやめる仕儀となる。

サラリーマンの場合は、もう少し複雑だろう。若い人たちは家のローンや家族の生活が重荷となる。だが、今の日本で、うつ病患者をそれだけの理由で解雇する会社はあまりない。病気になって会社を長期間休めば給料は減額になるが、とにかく一定の額は保障される。

もう管理職にある人たちほど、出世を念頭に置いて焦るだろう。

しかし、私はここ五年くらいの間に、面白い現象を目の当たりにした。

私と同世代の友人たちの夫が次々と定年を迎えたのである。六十代の後半から七十代の男性たちだ。いや、女性たちも定年になったが、特に男性に関して顕著なことがある。

日本の場合、どんなに大会社の社長でも役員でも、オーナーではない限り、やがて定年がやってくる。そして高齢化が進み、医学の進歩が著しい現代社会においては、定年を迎えた男性の多くが、その日から約二十年の月日を無職で過ごす。あるいは、契約社員として働くかもしれないが、同じ地位にはとどまれない。

そうした男性は、家庭が自分の居場所となる。家庭で重要なのは、いかに能率よく仕事をこなすかではない。いかに妻や他の家族と協調して和気《わき》藹々《あいあい》と暮らせるかが最重要課題である。

早い話が、大企業のトップだった人も、中小企業でまったく出世しなかった人も、定年になれば、ただのオジサンなのだ。現役の頃の地位など、なんの役にも立たない。

友人、知人たちの夫を見ていると、サラリーマン時代の地位や年収などと、定年後の生活の充実の度合いは、まったく関係がないとわかる。どんなに出世した人でも、妻や子どもたちと不仲な夫の老後は惨めだ。ついに一度も役職に就くことがなく、平のサラリーマンで終わっても、一家団欒《だんらん》を楽しんでいる老人は幸せそうだ。

身近な例だが、私の夫は今年七十二歳になる。普通のサラリーマンより定年は少し遅かったが、それでも会社に通わなくなってもう五年以上がたつ。出世とはまったく縁のなかった人だ。もちろん、定年になったら、名刺に書く肩書もなくなった。

夫は自分がサラリーマン時代にしたいと思っていてもできなかった趣味を始めた。そのおかげで、今は昔より生き生きとしている。

もちろん、趣味はたいした収入には結びつかない。だが、人生とはよくしたもので、歳を取ると若い頃のように、お洒落をしたい、恰好《かっこう》いい車に乗りたい、高級レストランに行きたいといった欲がなくなる。

わが家でも、旅行や食べ歩きを楽しんだ時代はあったが、今は自宅での食事のほうが落ち着いて食べられるし、旅行も「ホテルの枕《まくら》や布団が合わないと、どうも眠れない」「飛行機に長時間乗るのは、もうダメだ」などといい合って、すっかり腰が重くなった。

必然的にお金を使わない生活になる。

これはどこの家庭でもほぼ同じだ。穏やかな老後の日々を過ごせれば、人生の収支決算はじゅうぶんに成功だったといえるのではないか。

そんなふうに考えていると、人生には仕事の成果より大切なものがあるように感じられる。あまりに仕事に執着して、健康を害したり、家庭生活が破滅する前に、ちょっと立ち止まって、自分が今、手にしている優先順位のリストを見直してみたら、案外、仕事はそんなに上位にあるものではないとわかってくる。

仕事に打ち込むのを否定はしない。ただ、仕事を重視するあまり、大きすぎる犠牲を払っても、それに気づかないまま生きていると必ず最後にもっと大きい代償を求められる。

あくまで仕事は快適な生活を送るためのツールの一つだと捉えたら、うつ病とも共存できるはずだ。

その三　お金持ちになれば、すべての問題が解決すると考えるのは大誤解だ。

テレビを見ていたら、女子プロゴルフの選手がインタビューを受けていた。

「賞金女王になるのが夢です。一億円プレーヤーに早くなりたいです」

なんの躊躇もなく、その選手はそういっていた。その姿を見ながら、自分の人生の目的をお金に換算する姿勢に疑問を感じた。ゴルフの選手全員がそうではないだろうが、彼女にしてみれば、お金が唯一の成功の報酬であり、自己の存在証明なのだろう。

かつて日本には「清貧」という言葉があった。たとえ貧しくとも、清らかなこころで生きていこうという矜持《きょうじ》を持っていた。

お金のことを口にするのは恥ずかしい行為だった。時代が変わり、堂々と単に一億円が欲しくてスポーツをしていると若い娘がいうようになった。

うつ病患者の多くは、収入が激減する事実と向き合う運命にある。私もまた、うつ病の治療に専念した昨年の収入は、その前年の半分以下だった。ただでさえ闘病中で気が滅入るのに、さらにどんどん貯金通帳の残高が減っていった。

そんなとき、仲のいい友人と食事をした。彼女の実家は裕福で、兄弟はそれぞれ会社経営や一流企業の役員をしていた。

「でもねえ、この歳になって、ようやくわかったわ。兄も弟も、よそ様から見れば豪邸に住んで、ベンツやフェラーリに乗って、お金持ちには違いないけど、内情は悲惨よ。兄の自慢の息子は高校も中退して、家で一日中パソコンのゲームをしているし、弟の嫁さんはいくら名門からもらったっていっても、ご飯の支度もできない半端な女だから、弟は金があったって毎日、朝からコンビニの弁当よ。

結局ねえ、普通の商家に嫁にいって、たいした財産も相続しなかった私が一番まともな生活をしているわ。お金なんてね、あったってろくなことにはならないのよ」

ため息をつく友人の顔を見ながら、私は亡くなった父親が口癖のようにいっていた言葉を思い出した。

「美代子、若い頃に金持ちになった人間は苦労するぞ。登山と同じで、人生の絶頂期をはやく迎えたら、それだけはやく下山しなければならない。有名な野球選手や相撲の力士は二十代、三十代で最盛期を経験する。その後に転落したら、転げ落ちる坂道が長いだけ順応するのに苦労する。そもそも人間は大金を手にしてはいけないんだ。金に使われる人生になってしまう」

会社の経営者だった父は栄光も挫折《ざせつ》も味わっていた。その上で、金が人間の幸せのすべてではないと娘にいい聞かせたかったのだろう。

うつ病になって初めて、私は貧困もそれほど恐れる必要はないと知った。その気にさえなれば、生活費なんていくらでも切り詰められる。その人の性分もあるのかもしれないが、私には少ないお金を遣り繰りして生活するのが生き甲斐になった。

うつ病で収入が減ったら、その範囲で暮らしてゆけばいい。健康なときに自分が考えていたほど、貧乏は恐ろしいものではなかった。むしろ貧乏になったらどうしようという恐怖のほうが自分の精神を蝕《むしば》む。

生きてゆけないほどの貧困は辛い。だが、普通に食事ができるだけの収入があったら、あとは自分の受け止め方次第だ。

その四　人間関係における不良債権を、この際、思い切って整理する勇気を持とう。

どんなに幸福そうに見える家庭でも、必ず何か一つくらいはトラブルを抱えている。まだ三十代の頃、私の何人かの友人たちは、夫の両親との間がうまくいかず悩んでいた。そのために離婚した人もいたし、離婚せずに我慢した人もいた。

やがて、子どもの不登校がもっぱらの話題となった。学歴を否定する子どもと重視する親の闘いは、何年も続いた。

夫がいるのに不倫をして、相手の男も離婚すると信じていたのだが裏切られた女性もいた。彼女は夫のもとに帰ったが、やはりうまくいかずに家を出た。そしてまた帰った。

そういう友人たちの悩みは果てしもなかった。子どもが何歳になっても、または夫が何歳になっても家庭内の不和は解消されない。

人間が誰にも相談できず、あるいは相談しても解決できずに、じっと体内に抱え込んでいるトラブルは、人生における不良債権と呼べる。どうにも始末が難しい厄介な存在だ。

うつ病と判明したときに私は考えた。よし、この際だから不良債権を思い切って整理しようと。それには出血や痛みが伴う。だが、不良債権を引き摺ったまま生きていく体力や気力が自分にはない。

人間関係で複雑に絡《から》まりあった糸をぶっつりと断ち切ったら、呼吸がしやすくなった。他人にどう思われようと、たとえ不義理だ、冷たいと批判されても、自分の精神状態を大切にしたかった。

うつ病患者はときに偏見の目を向けられ、ときに不当な差別を受ける。それを覚悟で生き抜くためには、周囲の人間関係くらいは視界良好にしておきたい。心地よい環境を整えるのは他人ではなくて自分だ。

こころの負担をどんどん減らしていって、元気なうつ病患者として生涯を閉じられたら、これ以上の幸せはないだろう。

その五　自分の周囲に起きた悪いことを、すべてうつ病のせいにしてはいけない。

いくら医学が進歩して、長寿社会になったといっても、百歳まで生きられるのは、ほんの一握りの人たちだ。しかし、九十歳までは、もしかしたら大丈夫かもしれないと多くの人たちが密かに思っている。実際、私の知人にも九十歳を超えた老人がたくさんいる。だから、たとえどんなに長生きしたとしても、人間が生きられるのは、せいぜい百年と思っていいだろう。五十年というのは、その半分だ。五十歳を過ぎたあたりから、人生は後半に入る。

後半の人生は、残念ながら、かなり故障が多い。自動車や飛行機や時計だって、長年使っていれば、あちこち不都合が出るのだから、人間の身体に、ほころびが出るのは当たり前といえる。

それに加えて、今まで自分が生きてきた結果が、ほぼはっきりと目の前に現れるのが、五十歳以降である。中には晩成型の人もいて、熟年になってから才能が花開くケースも稀にはあるが、五十歳になれば、まあ自分の人生はこんなものかと、諦観《ていかん》や満足や後悔や焦燥や、人によってさまざまな感情に襲われるのが、普通ではないだろうか。

はっきりいって、人生の後半戦は悪いことが起きやすい。なぜなら、みんな、これまでの人生を背負って生きているからだ。

一番多いのは、病気だろう。健康には絶大な自信を持っていた人が、思いがけない大病を患う。あるいは、原因が判明しない不調にとらわれる。

次に多いのは、人間関係の混乱だろう。幸せなはずだった家庭が崩壊する。家族がばらばらになる。親しい人に裏切られる。若い頃には想像もしなかった局面を迎える熟年世代を私は数多く見てきた。

経済的にも、実は大きなリスクが潜在している。子どもの教育費、親の介護費用、家のローン、自分の医療費など、大きな出費がいつ求められないとも限らない。

すべての段取りが希望通りにはいかないのが、この世の中だ。期待は外れ、信頼は裏切られ、理想は潰《つい》えると思っていれば間違いない。

そんなとき、うつ病患者は、つい「こんな病気になったためだ」と思いがちである。

しかし、悪いことはうつ病でなくても起きたと考えたほうが気持ちが楽になる。病気を恨んだり誰かを罵ったりする前に、「そもそも、こういうことが人生にはあるんだ」と腹を括って最悪の事態にのぞむ。そうすれば、うつ病をさらに悪化させないですむと私は思う。

自分の能力の欠如や不運の理由をすべてうつ病に帰するのはやめよう。うつ病じゃなくたって、健康な人にだって災難や不条理は山のように降りかかる。自分だけを哀れんでも道は開けない。

その六　熟年女性のうつ病患者への、ちょっとお節介なアドバイス。

今の日本は世をあげての美白ブームだ。化粧品の宣伝から雑誌の記事まで、とにかく美白が大切だと強調し、日焼けは肌の敵だという。

そのため、街には真夏でも手袋、長袖、サングラスにサンバイザーで武装した女性が溢れている。暑いだろうなと思うし、自転車に忍者みたいな恰好の女性が乗っているとぎょっとする。

いつまでも美しくありたいと念じる女性の気持ちはよくわかるが、美白は命を賭けるほど大事なものだとは思えない。

それより重要なのは、太陽をたっぷりと浴びて、うつ病の沈みがちな気持ちを明るくする毎日だろう。

無防備でよいとはいわない。外出の際は紫外線をカットするクリームを塗って、さらにファンデーションも使った上で、思い切って顔を太陽に向けてみよう。

私は四苦八苦の金策をして、新しい家に引っ越した。小さくて平凡な家屋だが、たった一つの取り柄は、とにかく日当たりがよいことだ。この家に引っ越して、リビングルームで日光を浴び、日課として、一時間ほど散歩をしていたら、私の体調はずいぶん改善した。太陽のお陰だと思っている。

だから、女性はそんなに日焼けを怖がらず、どんどん表に出て、明るい光を吸収しよう。美白より、健康のほうがよっぽど大切なのだから。

あとがき

うつ病になって、何が変わったのだろう。ここ一ヵ月ほどの間、じっと考えていた。

ああ、つまりは河童と同じだと気づいた。

河童の頭の上にはお皿がある。そのようにいわれている。このお皿に水がなくなったら河童は死ぬ。

うつ病の自分は、長い年月、お皿の中の水を少しずつこぼして歩き回っていた。そして、だんだん頭のバランスが悪くなった。ちゃぽちゃぽとお皿の水が揺れるのを感じながら、どうしたらよいかわからなかった。

それが十年以上も続いたのだから、よくもまあお皿がカラカラにならなかったものだ。

今でも、少し忙しかったり、何かトラブルがあったりすると、私のお皿はひどく傾いて、水がどんどん流れ出る。

そんなときは安静が一番だ。お皿の波立ちが静まるまで、深呼吸をしてそっと動きを止める。

有難いことに、しばらくの休養で、お皿は元の位置に戻り、必要なだけの水を湛《たた》えた状態になる。

したがって、私は生涯、上目使いに自分の頭のお皿の水加減を計りながら生きてゆくことになるだろう。

ぶっ壊れかけたお皿が修理できたのは、現代医学のお陰だ。

考えてみれば、人生なんて、河童のお皿を守り切る競争だ。自分でお皿を割ってしまう人や、気づかぬうちに乾涸《ひか》らびさせてしまう人がいる反面、いつまでも満々と水を溢れさせている人もいる。

だから、適当に湿り気のあるお皿を載っけて、のんびりと暮らしてゆければ、うつ病患者の日常もそう悪くはないはずだ。

本書は、ごく個人的な病気の体験を中心に適切な治療を受けるまでの放浪の経緯を綴ったものである。正直なところ、書き残す価値があるのかどうかも疑問だった。

しかし、同じようにうつ病に苦しむ人々が取材に応じてくださったとき、異口同音に語った言葉があった。

「私のこんな経験でも、どなたかのお役に立てるのなら嬉しいです」

その思いを私も共有していた。

うつ病の症例は実に多様である。だから、何がうつ病か、どうしてうつ病になったのか、どんな治療が有効か、一番苦しいことは何かといったことへの明確な答えが、なかなか出せない。

患者がそれぞれ自分に合った治療方法を模索するしかないのがうつ病の現実だ。

うつ病患者の河童は、頭の上に陣取っているお皿を激しく揺すって走るわけにはいかない。常に、バランスを考えて、用心深くお皿の位置を水平に保ちながら歩いてゆく。

本書を書き記す過程で、少なくとも、河童としての歩き方だけは学んだような気がする。

治療を受けながら、同時進行形で書き進めた原稿は、講談社ＭＯＯＫ『Ｇ２』編集部の中満和大氏のご協力がなければ完成できなかった。

また、お名前を列挙できないのが残念だが、インタビューに応じてくださった多くの方々や、取材を手伝ってくださったライターの宇津木理恵子氏、眞弓準氏、福田玲子氏にも感謝の意を表したい。

神田医院の里井重仁院長及び、伊藤美紀先生からも、有益なご助言の数々を頂いた。お二方とのよき出会いに恵まれた幸運を有難く思っている。

これからの日本は、うつ病患者が不当に差別されたり蔑視される社会であってはならない。なぜなら、どんな人でも、お皿の水が乾いてしまう可能性はあるのだから。そして、新しい水を上手に注入すれば、また必ず新たな地平が開ける。

精神疾患という四文字につい込められがちな先入観が、やがてなくなり、こころも身体と同じように病むことがあると、すべての人に理解してもらえる日が必ず来ることを祈りつつ筆を擱きたい。

平成二十五年六月二十五日

工藤美代子

初出　講談社ＭＯＯＫ『Ｇ２』Vol.11～ Vol.13
（2012年９月、2013年１月、５月）に加筆・訂正

｜**工藤美代子**｜1950年東京都生まれ。ノンフィクション作家。チェコスロバキアのカレル大学留学後、カナダのコロンビア・カレッジ卒業。1991年、『工藤写真館の昭和』（朝日新聞社、後にランダムハウス講談社文庫）で第13回講談社ノンフィクション賞を受賞。人物評伝や昭和史を扱ったノンフィクションからエッセイまで、幅広い分野で執筆し、著書多数。主な作品に『赫奕たる反骨　吉田茂』（日本経済新聞出版社）、『悪名の棺　笹川良一伝』（幻冬舎文庫）、『快楽』（中公文庫）、『もしもノンフィクション作家がお化けに出会ったら』（メディアファクトリー）、『悪童殿下』（幻冬舎）がある。長年、原因不明の体調不良に悩まされてきたが、2011年12月に「うつ病」と診断された。現在も治療を続けている。

うつ病放浪記《びょうほうろうき》　絶望《ぜつぼう》をこえて生《い》きる

2013年7月26日 第1刷発行

著　者　工藤《くどう》　美代子《みよこ》

発行者　鈴木　哲

発行所　株式会社講談社

東京都文京区音羽二丁目12-21　〒112-8001

電話　出版部　03-5395-3560

販売部　03-5395-3622

業務部　03-5395-3615

印刷所　慶昌堂印刷株式会社

製本所　株式会社若林製本工場

ISBN978-4-06-218472-4

N.D.C.543.5　198p　20cm